田角 勝の これだけは伝えたい

子どもの意欲を引き出す摂食嚥下支援

田角　勝　著

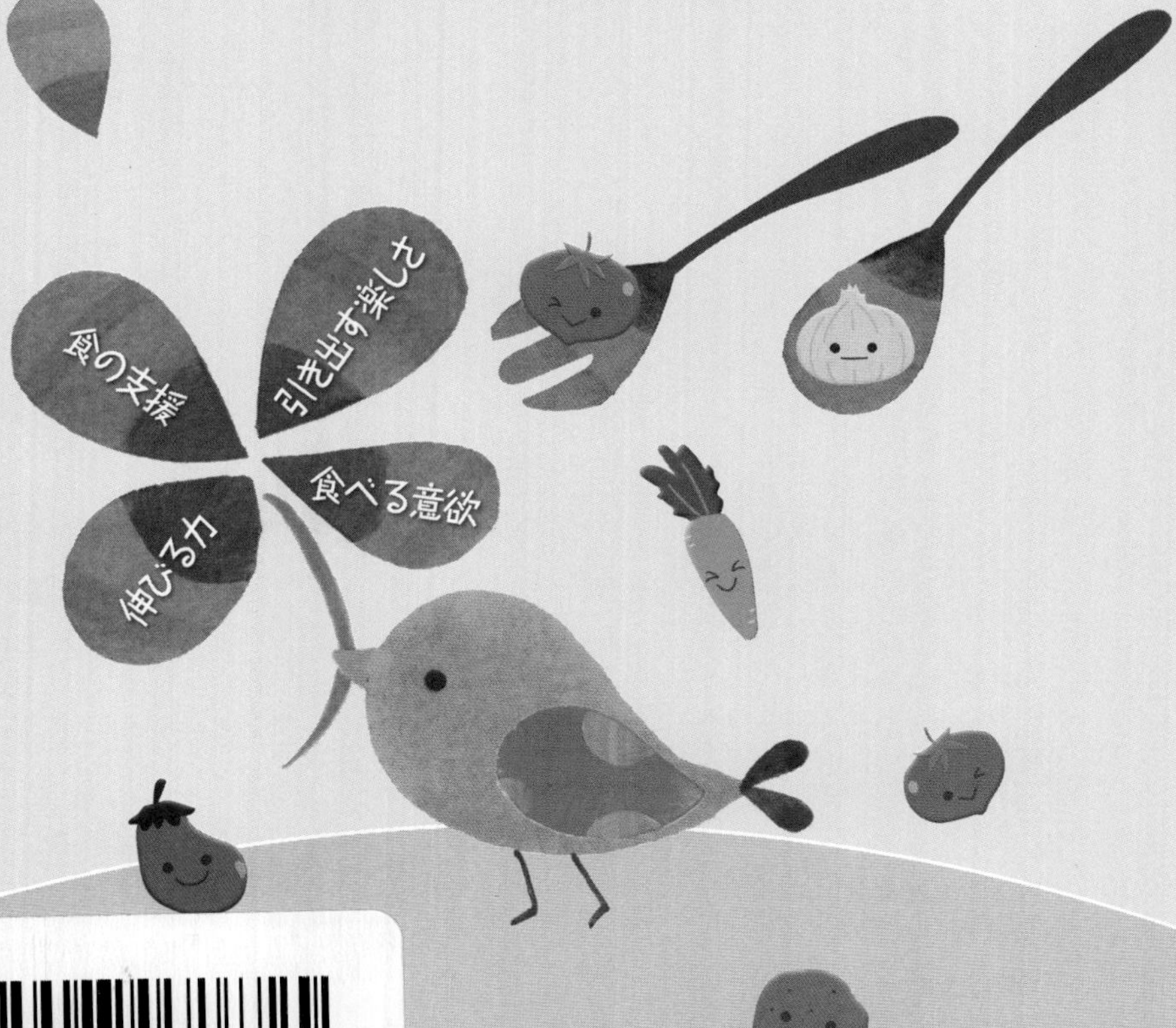

医歯薬出版株式会社

This book is originally published in Japanese
under the title of :

TATSUNO MASARU-NO KOREDAKE-WA TSUTAETAI
KODOMO-NO IYOKU-WO HIKIDASU SESSHOKU ENGE SHIEN
(Dysphagia Rehabilitation for Children
— Motivating them by Tatsuno's Approach —)

Author :

TATSUNO, Masaru
Tatsuno City Tower Clinic

ISHIYAKU PUBLISHERS, INC.
7-10, Honkomagome 1 chome, Bunkyo-ku,
Tokyo 113-8612, Japan

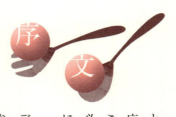

序文

動物が自分で食べることは、自立への第一歩ともいえます。この自分で食べる能力は生まれもっているものではなく、ほとんどが乳幼児期の経験により獲得します。そして、食べることを通してコミュニケーションや社会性、手指の巧緻性や協調運動なども獲得することになります。

この誰もが獲得しなければならない食べることにおいて、さまざまな理由でつまずくことがあります。このような問題に対して、摂食嚥下障害という視点から子どもの支援と対応を試みてきました。しかしながら、私の思うような成果が得られませんでした。そこで支援や対応法を見直し、食行動の発達という、もっと広い捉え方の支援をする必要があるという考えに至りました。そして食行動の発達の支援や対応法に変えたときから、その成果がみえるようになりました。

一方で食行動は、社会的背景や環境などにより変化する面もあり、エビデンスを出すことの難しさも含めて医学的には注目されにくいことでもあります。しかし、社会がどのように変化しても子どもの食行動は乳幼児期の生活の基盤であり、極めて大切なことであることに間違いありません。

子どもの摂食嚥下障害について本の執筆や講演の機会をいただくこともありますが、どうしても伝えられることはほんの一部になってきました。本書は私が診させていただいた数多くの摂食嚥下障害や乳幼児の食行動発達障害の子どもたちが教えてくれことを、医学の立場から代弁するつもりで書きました。本書の意図することが伝わり、困っている子どもの支援に少しでも役立てばと思います。

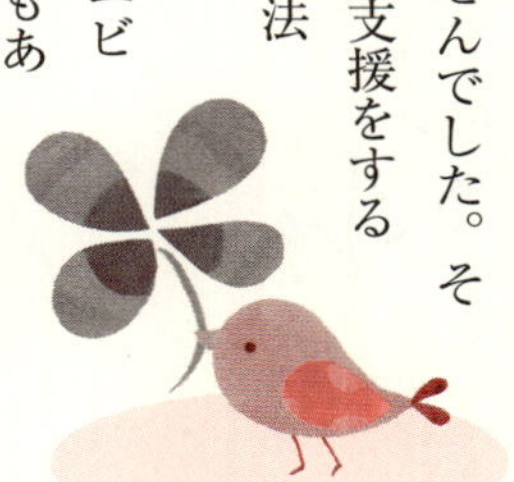

田角　勝

子どもの
意欲を引き出す
摂食嚥下
支援

CONTENTS

1編 食行動の発達と支援

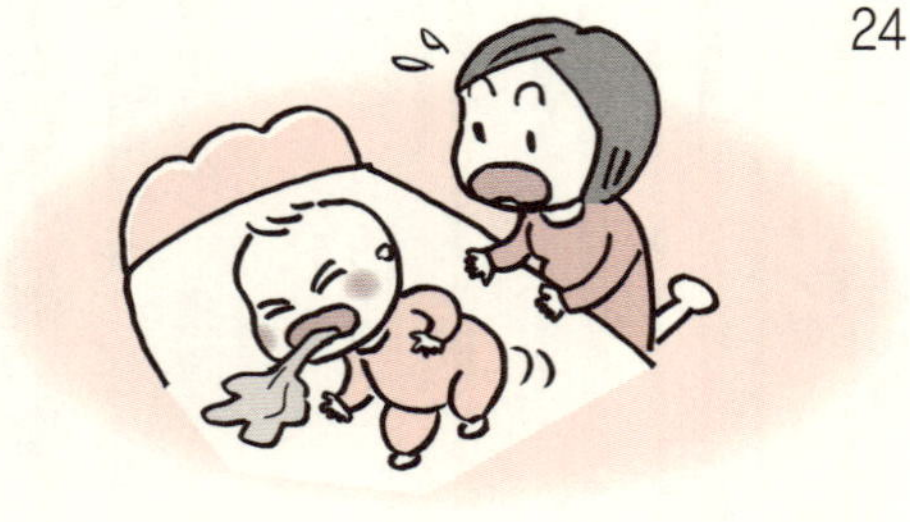

2編
子どもの摂食嚥下障害

3編
食べる機能の評価のポイント

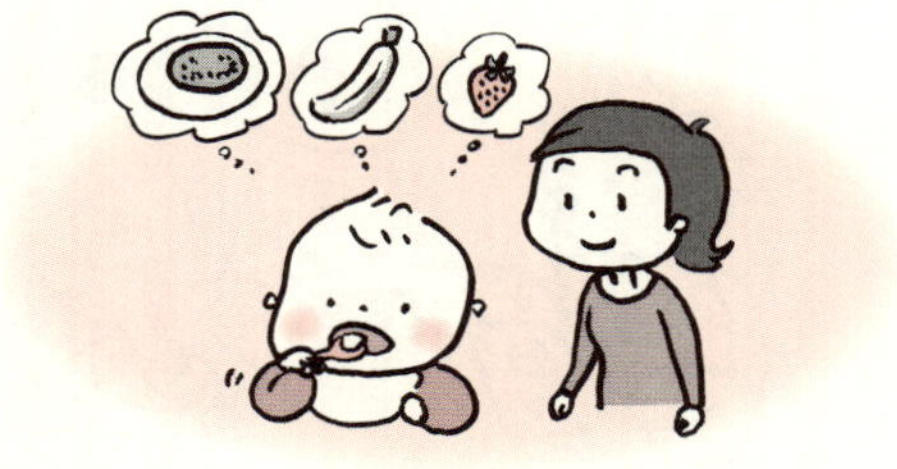

CONTENTS

4編 摂食嚥下障害の支援と対応

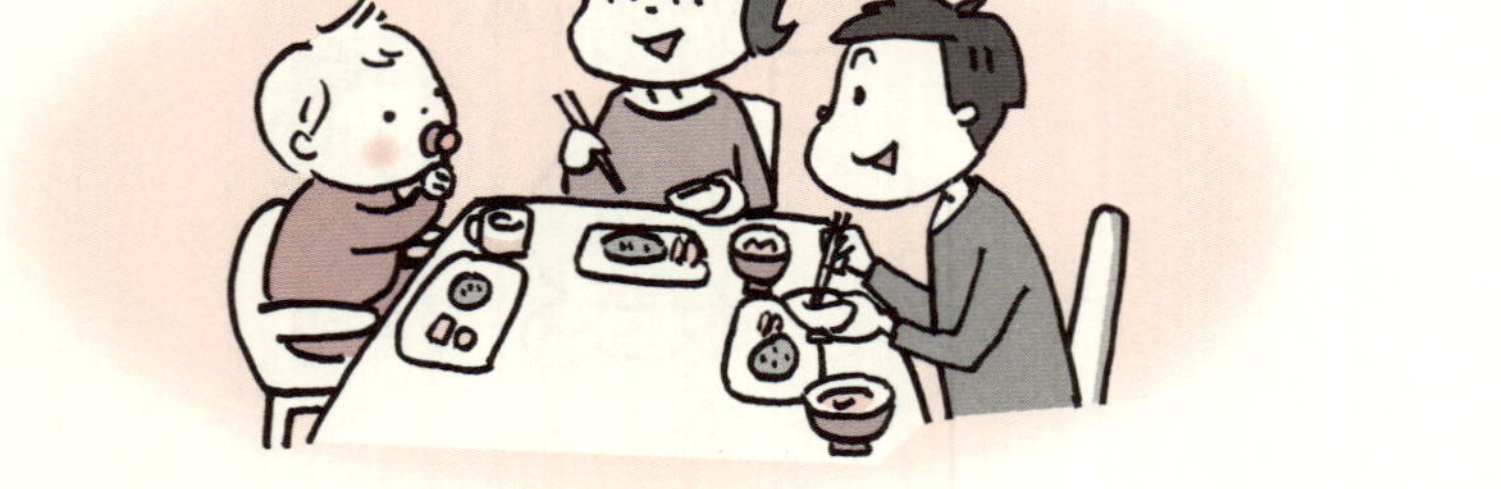

5編
疾患と
摂食嚥下障害

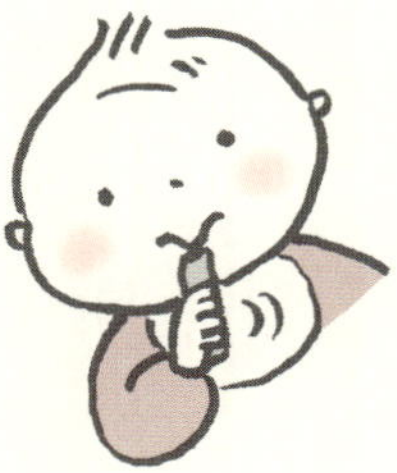

1編

食行動の発達と支援

食べる機能の発達は胎児期から始まる

お腹のなかの赤ちゃんが羊水を飲み込んだり指しゃぶり様の動きをしていることは、よく知られています。それは、お母さんのお腹にいるときから哺乳や嚥下の練習をしているともいえるのです。さらにお母さんの食べたものを感じ、生まれた後の記憶に残ると考えられています。そして、生まれて胎内から外界に出ることで大きな変化にさらされます。その一つが、胎児は肺で呼吸をしていないので誤嚥の心配はないのに、生まれて呼吸を開始した時から誤嚥の危険に曝されることがあります。

成熟児は出生直後から母乳を飲む力を備え、乳首を口唇と舌でとらえて陰圧をつくり効率よく哺乳します（**図**）。それは、大人がストローで吸って飲むときの動きとは異なります。哺乳では口を大きく開けて舌を歯ぐきの外に出し、乳首を上顎の吸啜窩に収め乳房に密着します。そして下顎と舌の蠕動様運動により乳房を圧迫し、乳汁を搾り出します。早産で出生した場合は哺乳のリズムが不規則で力も弱く、口から十分な栄養摂取ができません。そのため早産児は経管栄養を行い、哺乳が確立するまで口からの摂取を控えます。早産児の経口哺乳開始時期に個人差はありますが、その目安は体重二〇〇〇グラム、修正週数32週頃になります。乳児期前半は哺乳が摂食嚥下機能の中心であり、口腔内も哺乳しやすい構造です。そして哺乳行動のなかで触覚、味覚、嗅覚、視覚、聴覚など五感からの感覚入力を受け、心地よい感覚刺激が子どもの欲求を満たします。それが「快」をもたらし、栄養摂取とともに母子の信頼関係を築き、それは社会性やコミュニケーションにもつながります。

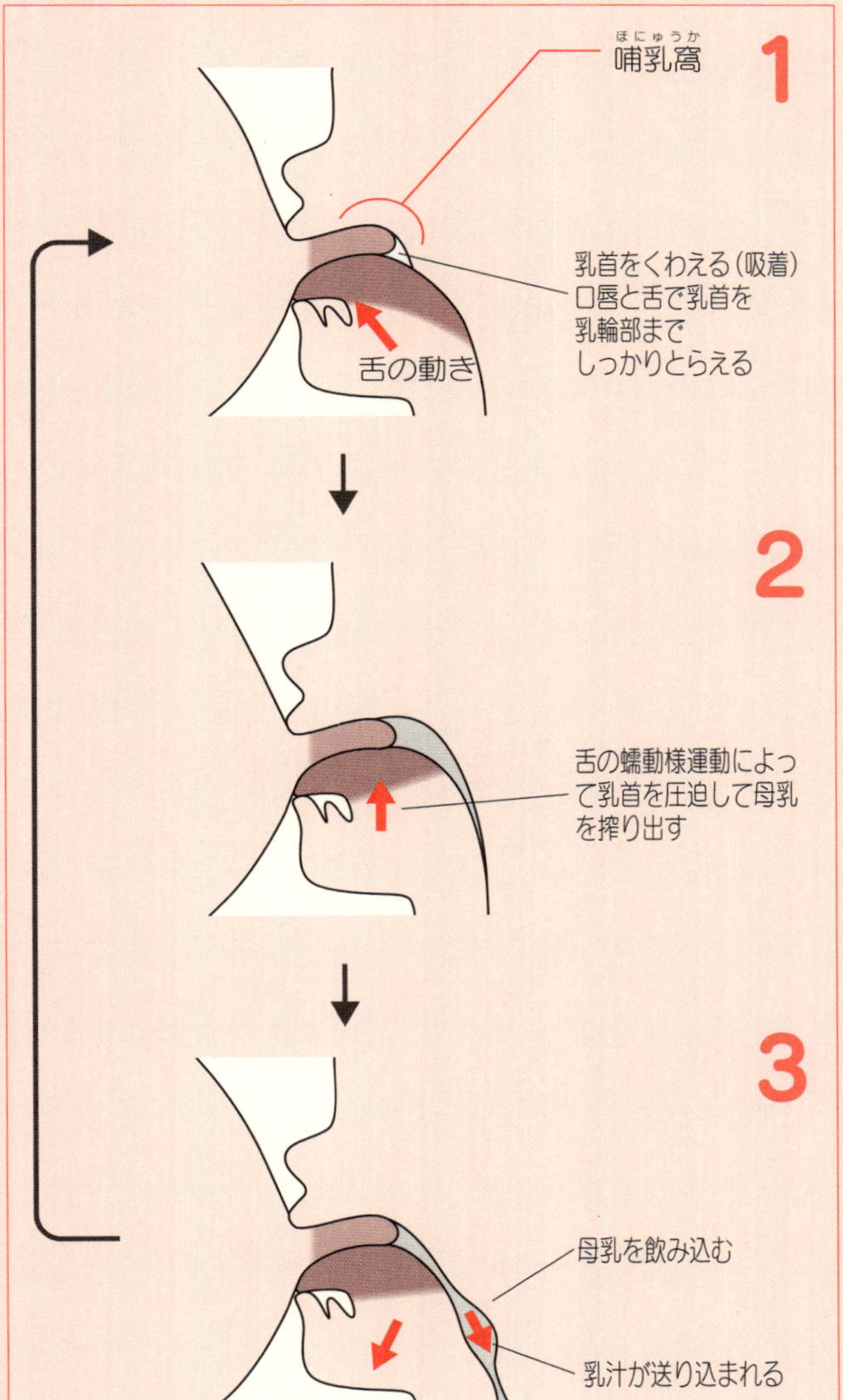
哺乳窩《ほにゅうか》
1
乳首をくわえる（吸着）
口唇と舌で乳首を
乳輪部まで
しっかりとらえる
舌の動き
2
舌の蠕動様運動によって乳首を圧迫して母乳を搾り出す
3
母乳を飲み込む
乳汁が送り込まれる

図　哺乳の動き

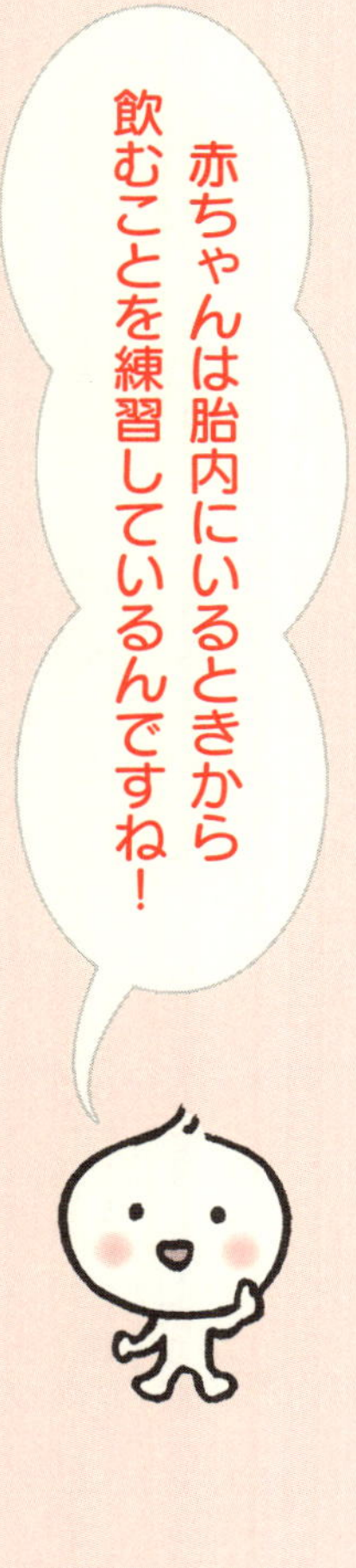
赤ちゃんは胎内にいるときから
飲むことを練習しているんですね！

母乳と母乳育児が大切!!

健康な赤ちゃんにとって、最初の食事は母乳になります。病気などの何らかの理由で授乳・哺乳ができない場合もありますが、可能な限り母乳が勧められます。

授乳は育児の新たなスタートとなり、ここから赤ちゃんとのコミュニケーションが始まります。赤ちゃんは空腹になると声を出して体を動かし、口唇をピチャピチャし指を吸うような動作をします。赤ちゃんの出すさまざまなサインを受け取り、それに反応して母親は授乳行動を行います。赤ちゃんは母の乳房に吸着しようとします。吸着がうまくいくと赤ちゃんは吸啜し、乳房から射乳がおこり哺乳し、お互いにリラックスした状況になります。赤ちゃんの哺乳のリズムは必ずしも一定ではなく、そのときの状況により異なります。いつの間にか哺乳が遊びになったり寝てしまったりすることもあります。授乳・哺乳により母と子の関係が築かれ、子どもの行動や情動が育まれます。母乳にはさまざまな利点（**図**）があり、母乳育児が勧められ、母乳栄養の割合が増え、育児用ミルクが減っています。

しかしながら、母子の疾病などで直接の哺乳や授乳がうまく進まない場合もあります。さらに、嚥下障害のために哺乳瓶から飲めない場合もあります。そのような場合でも、栄養の確立や母子の関係を築くための配慮を行うことにより、育児を支援します。母乳の代替としては、育児用ミルク（乳児用調整粉乳および乳児用調整液状乳）があります。特殊な疾病でなければ、育児用ミルクでの栄養素の欠乏や過剰は報告されていませんので、安心して使用できます。

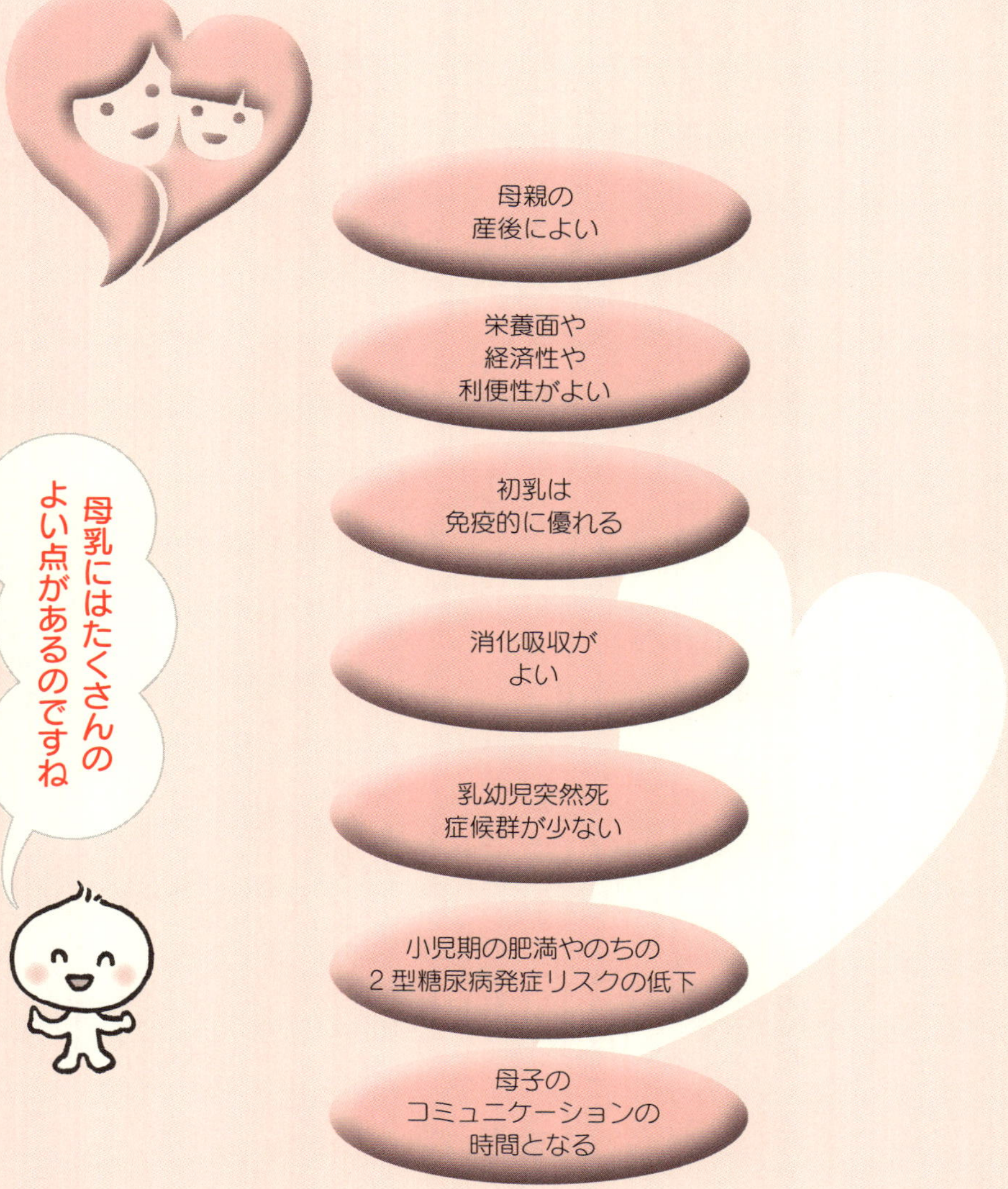
母親の
産後によい
栄養面や
経済性や
利便性がよい
初乳は
免疫的に優れる
消化吸収が
よい
乳幼児突然死
症候群が少ない
小児期の肥満やのちの
2型糖尿病発症リスクの低下
母子の
コミュニケーションの
時間となる
母乳にはたくさんの
よい点があるのですね

図　母乳と母乳育児のおもな利点

乳児期の食に関係する発達には構造と機能と行動がある

乳児の食に関係する発達には、大きく三つの面があります。それは口腔の形態・構造、摂食嚥下機能、食行動の発達です。三つのポイント（**表**）はいずれも大切な要素になりますが、忘れられがちなのは食行動の発達です。

口腔の形態　乳児期前半の口腔の形態は、乳首が口腔内に収まりやすい形になっています。これは、口唇と舌で乳首をとらえ陰圧をつくり、効率よく哺乳することに適しています。歯の萌出には個人差がありますが6か月頃から前歯が生え始め、哺乳から咀嚼への変化へとつながります。3歳頃に乳歯が生えそろい6歳頃から永久歯に生え替わり始め、さらに咀嚼に適した形態になります（**図1、2**）。

摂食嚥下機能　出生直後は、乳汁を反射的に哺乳することから始まります。6か月頃から離乳食を食べ、1歳頃になると咀嚼がしっかりして嚥下も上手になります。そして大きめの固形物を処理できるようになります。

食行動の発達　乳児期の食行動の発達は、授乳により飲ませてもらうことから自分で食べることへの変化です。4～5か月頃には、指をしゃぶり、玩具や洋服をなめるようになります。6か月頃には手にした食物を口に運びます。離乳食開始時期から自分の手で食物をもち食べることを経験し、手指と口の協調運動や食物の選択を学びます。そして子どもは口に入るものからの触覚、味覚、嗅覚、視覚などの感覚刺激を受け、食物を判断していきます。このような経験が自分で食べる行動につながります。

大きな口腔構造の変化ばかりでなく、
食行動の発達にも注目しなければ!!

表　食べることの発達の３つのポイント

	新生児期	乳児期後期
口腔形態	無歯、狭い	乳歯が萌出、広い
摂食嚥下機能	乳汁を飲む	乳汁を飲む＋固形物を咀嚼
食行動	哺乳（飲む）	手づかみ（自分で食べる） 離乳食（食べさせてもらう）

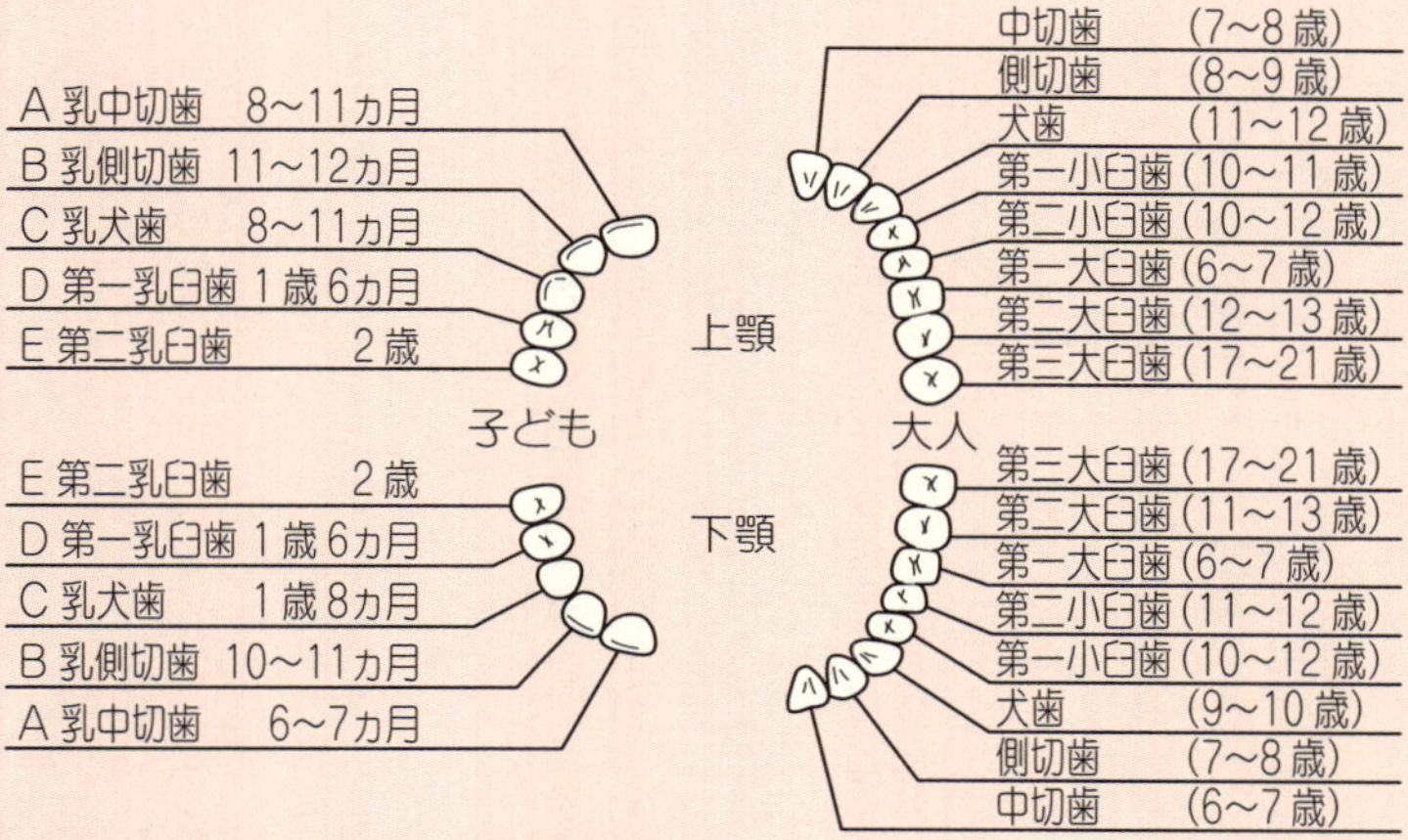

図１　乳歯と永久歯の萌出時期

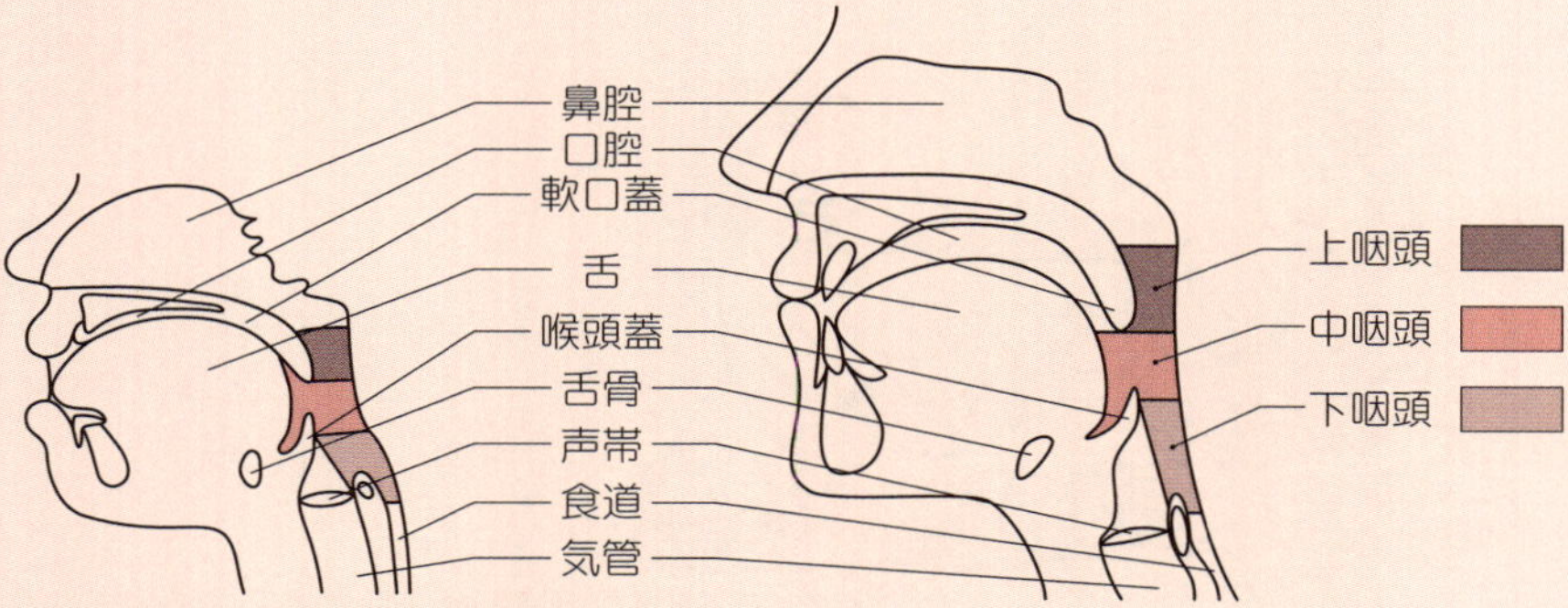

図２　乳児と成人の咽頭の比較（矢状断）
乳児では口腔が狭く、軟口蓋から喉頭蓋の距離が短い。

赤ちゃんは6か月から自分で食べる!!

赤ちゃんが乳汁以外のさまざまな食物を摂取する機能は、出生後の経験により獲得されます。生後4か月頃の赤ちゃんは、ものをつかみ、観察し、叩き、投げるような行動がみられ、自分で食べる準備をしているようにみえます。そして指をしゃぶり、食物であってもなくても、つかんだものを口に運びなめるような行動がみられます。このような経験をもとに赤ちゃんは自分で食べることを学びます。

それでは、「赤ちゃんはいつから自分で食べるのでしょうか?」

一般的に、「6か月頃から」自分で食べるとされています。これは平均的な月齢で、早い子どもは4か月頃から食べるとされています。「そんなに早く自分で食べるの!」と思われるかもしれませんが、これが食べる機能の発達や対応を理解するための大きなポイントです。

このようなことは、乳幼児の発達評価に用いられる標準化されたる評価用紙にも「自分で食べる」という項目として記載されています(**図**)。

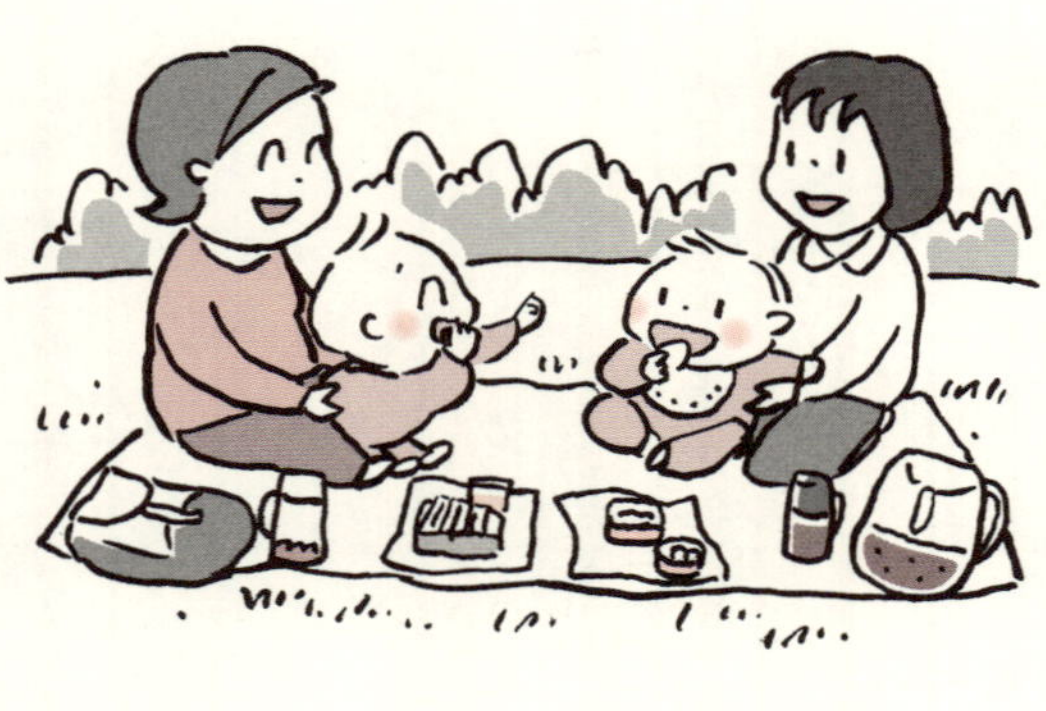

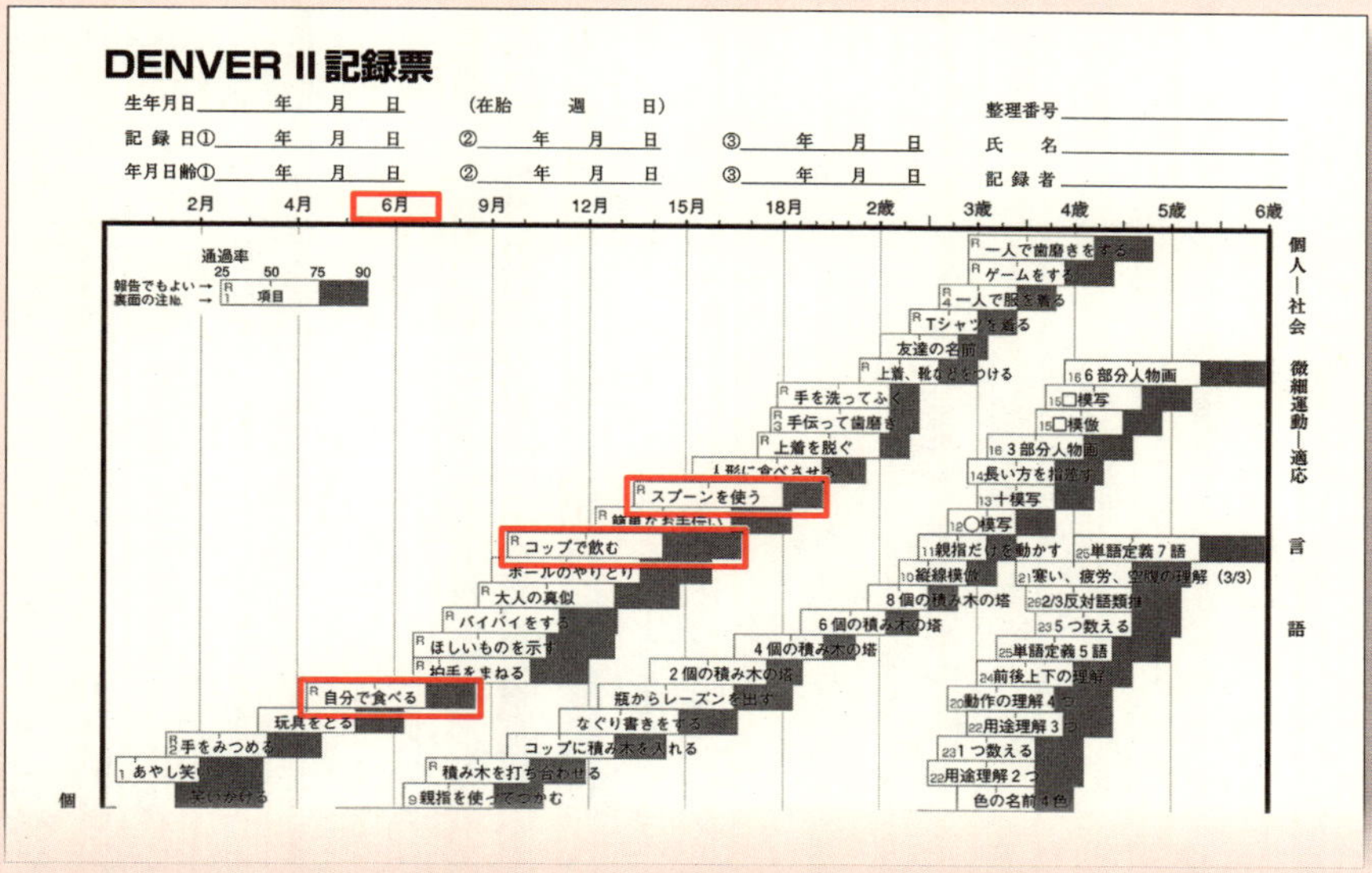

図　DENVER Ⅱ記録票より抜粋、一部改変（日本小児保健協会編，W.K. Frankenburg 原著：DENVERⅡ-デンバー発達判定法，日本小児医事出版社，2016.）

▭ は食行動に関する項目。

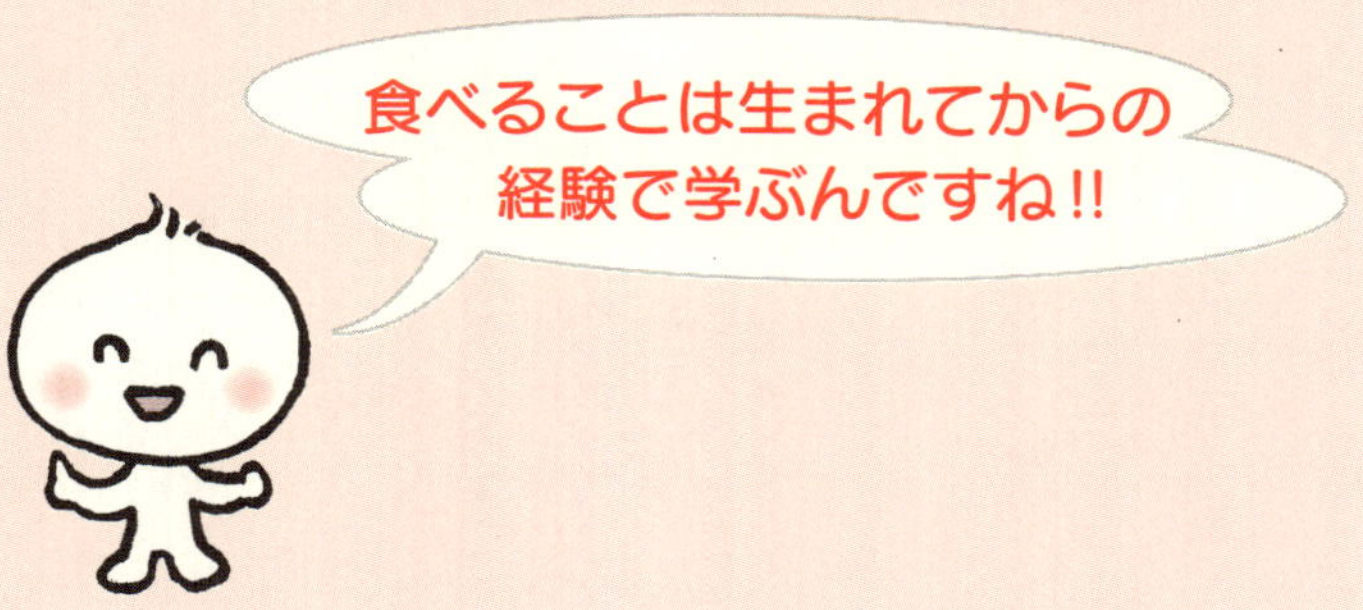

9　赤ちゃんは6か月から自分で食べる!!

次のページに示した発達スクリーニングテストは「自分で食べる」あるいは「ビスケットやクッキーなどを自分で食べる」と記載されています。いずれの質問票においてもこれらの項目は、生後4～8か月に記載されており、6か月齢くらいが中央になります。すなわち離乳食が開始されることの多い生後5、6か月には、すでに子どもは自分で食べる行動をおこしているということです。

6か月頃の赤ちゃんが自分で食べるということは、自分で食物を手にもって口に運ぶということを意味します。そのためには、赤ちゃんが手でもてる食物を与える必要があります。そうしなければ、赤ちゃんは自分で食物を口に運べず、自分で食べることはできません。

赤ちゃんにどのような食物をどのように与えるかは、社会、文化、習慣、社会環境に影響されるので、差が大きくなります。最近の6か月健診などで6か月前後の子どもの保護者に「自分で食べますか?」と質問をすると、「経験がありません」という答えが返ってきます。自分で食べる機会が必要だと思いませんか?

表　乳幼児期の発達スクリーニング検査における食べる行動と機能の発達

（各々の発達スクリーニングテストをもとに作成）

改訂日本版 DENVER 発達判定法※	津守・稲毛式乳幼児精神発達質問紙	遠城寺式乳幼児分析的発達検査
4～8 か月：自分で食べる	6 か月：ビスケットなどを自分でもって食べる	5～6 か月：ビスケットやクッキーを自分で食べる
9～17 か月：コップで飲む	7 か月：コップから上手に飲む 11 か月：哺乳瓶、コップなどを自分でもって飲む	6～7 か月：コップから飲む 8～9 か月：コップなどを両手で口にもっていく 10～11 か月：コップを自分でもって飲む
13～21 か月：スプーンを使う	12 か月：自分でさじをもち、すくって食べようとする。 18 か月：食事以外は口に入れなくなる 21 か月：ストローでよく飲める	11～12 か月：スプーンで食べようとする 18～21 か月：ストローで飲む

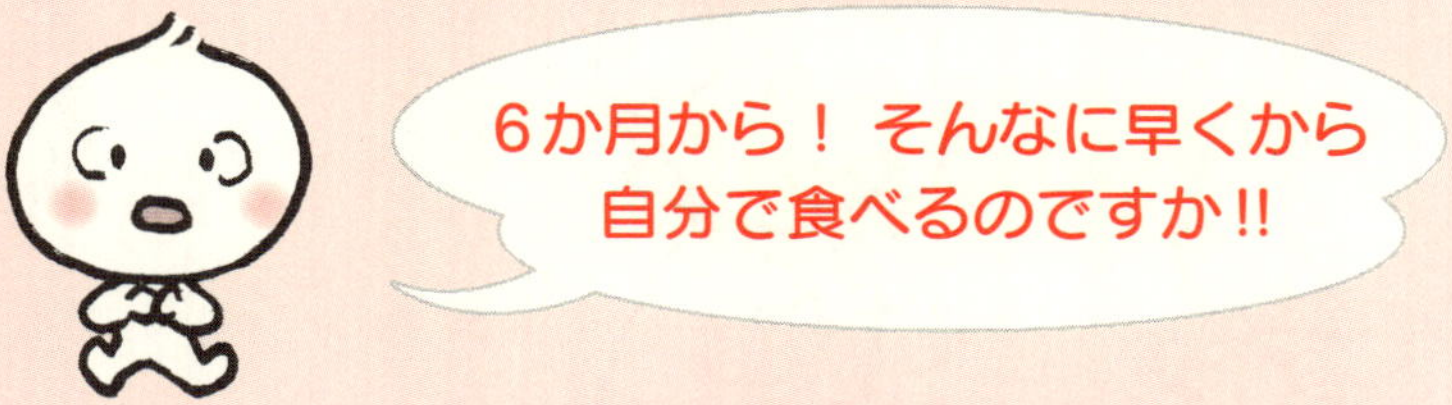
6か月から！ そんなに早くから自分で食べるのですか!!

※日本版 DENVER 発達判定法は通過率のおよそ 10～90%を示した。

乳児期に自分で食べることを獲得する

離乳とは、子どもの成長に伴い乳汁だけでは不足してくるエネルギーや栄養素を補完するために、乳汁から幼児食へ移行する過程をいい、そのときに与えられる食事を離乳食（*補完食）といいます。離乳は、子どもにとって二つの大きな変化を意味します。一つは、乳汁を飲むことから固形物を食べることへの変化です。もう一つは、食べさせてもらうことから自分で食べることへの移行です。それは乳汁を飲むことから、自分の手で固形物を口に運び咀嚼し食べるようになり、栄養を摂れるようになっていく過程ともいえます。赤ちゃんにとっては、乳汁から食物が固形に変わると飲み込むことから咀嚼して嚥下することに食べ方も変わります。この変化の大きい離乳期は、コミュニケーションをとりながら、食べる意欲に合わせて楽しく食べるようにすることが大切です。これは母乳を飲むという受け身の部分が大きい生活から、自立へと向う道ともいえます（**図1**）。

２０１９年３月に厚生労働省が策定した「授乳・離乳の支援ガイド」では、離乳食の開始時期の目安としては、首のすわり

＊WHOでは「Complementary Feeding」といい、「補完食」と訳されます。

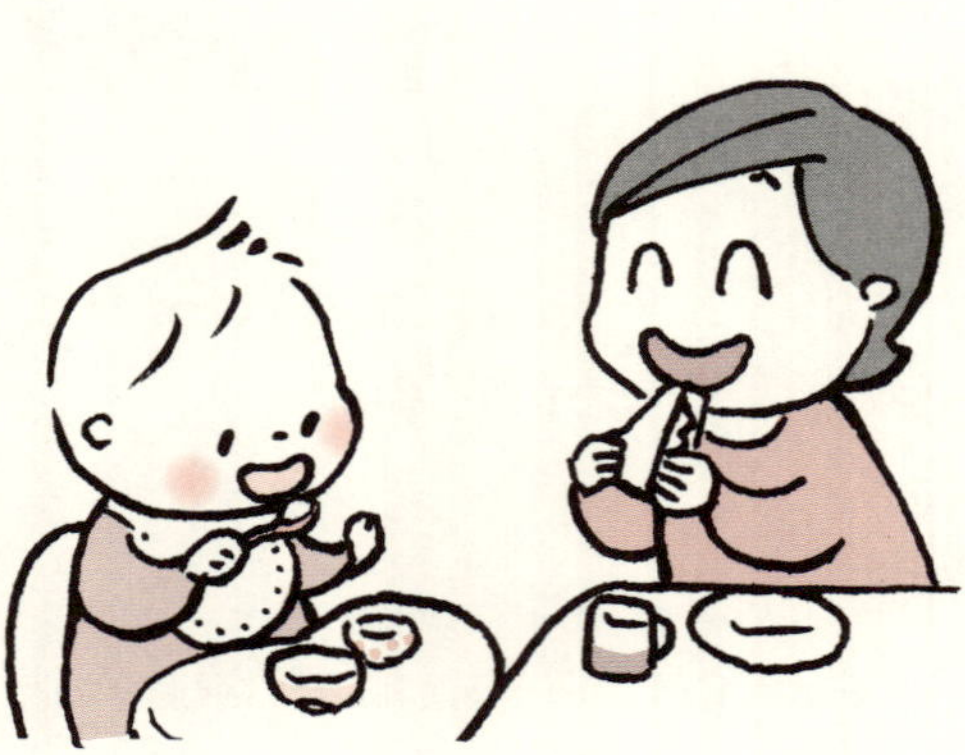

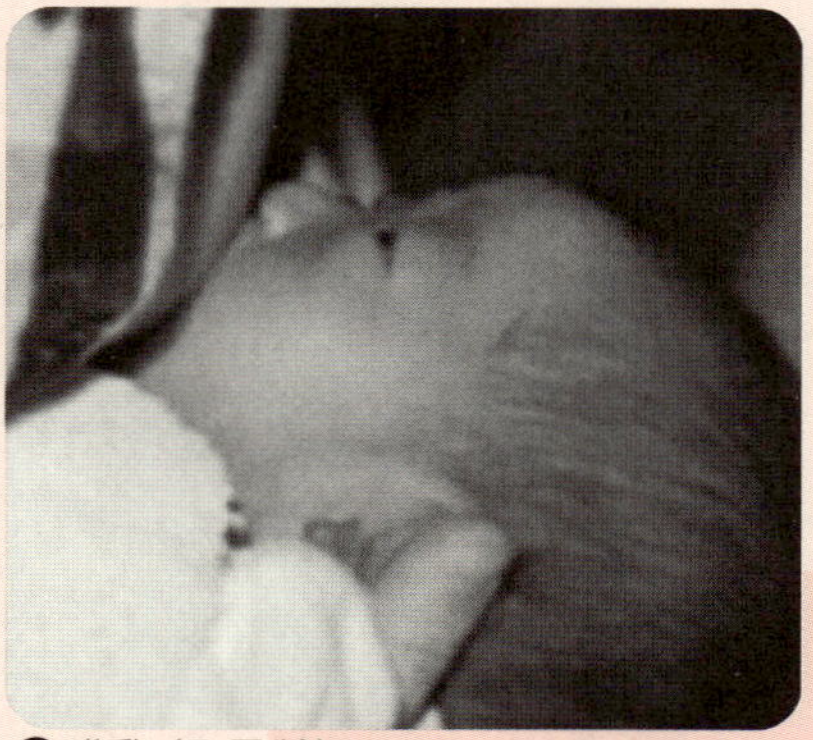

❶哺乳（7日齢）

❷手づかみ食べで食べようとする（4か月）

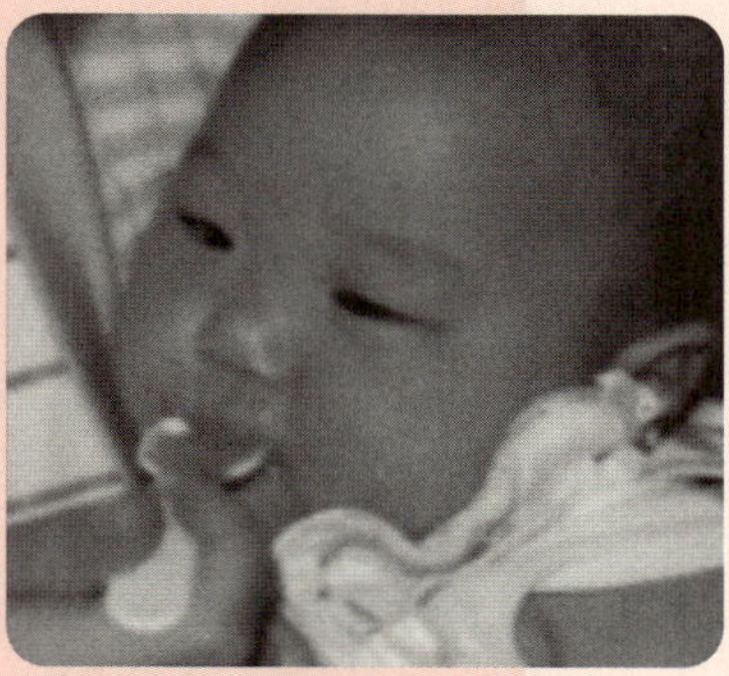

❸離乳食を食べさせてもらう（5か月）

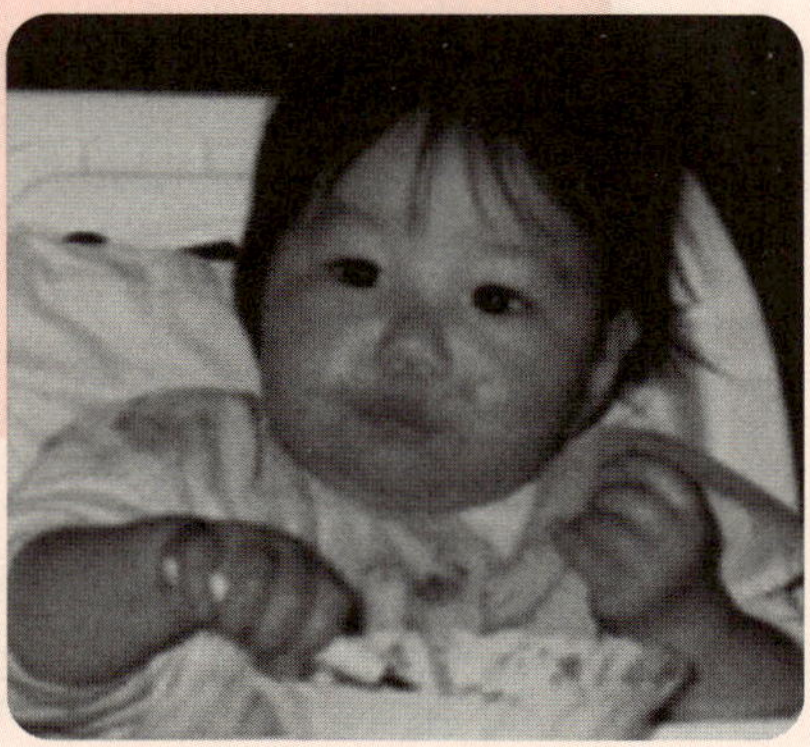

❹自分で道具を使う（1歳2か月）

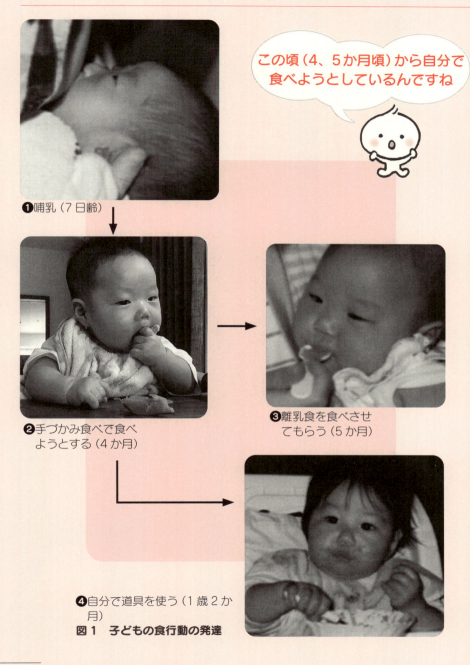

図1　子どもの食行動の発達

がしっかりして寝返りができ、5秒以上座ることができる、スプーンなどを口に入れても舌で押し出すことが少なくなる、食べ物に興味を示すなどとしており、個人差はありますが生後5、6か月頃とされています。そして離乳は5～6か月頃からなめらかにすりつぶした状態の食物を1さじずつ口に入れることから始め、量や種類を増やし、調理形態はなめらかにすりつぶした状態から、舌でつぶせる固さ、歯ぐきでつぶせる固さ、歯ぐきで噛める固さへと口腔機能に合わせて変えていくというように示されています（**図2**）。このように幅広く授乳・離乳の支援について記載されており、多くの育児書がこれを参考にして作成されています。

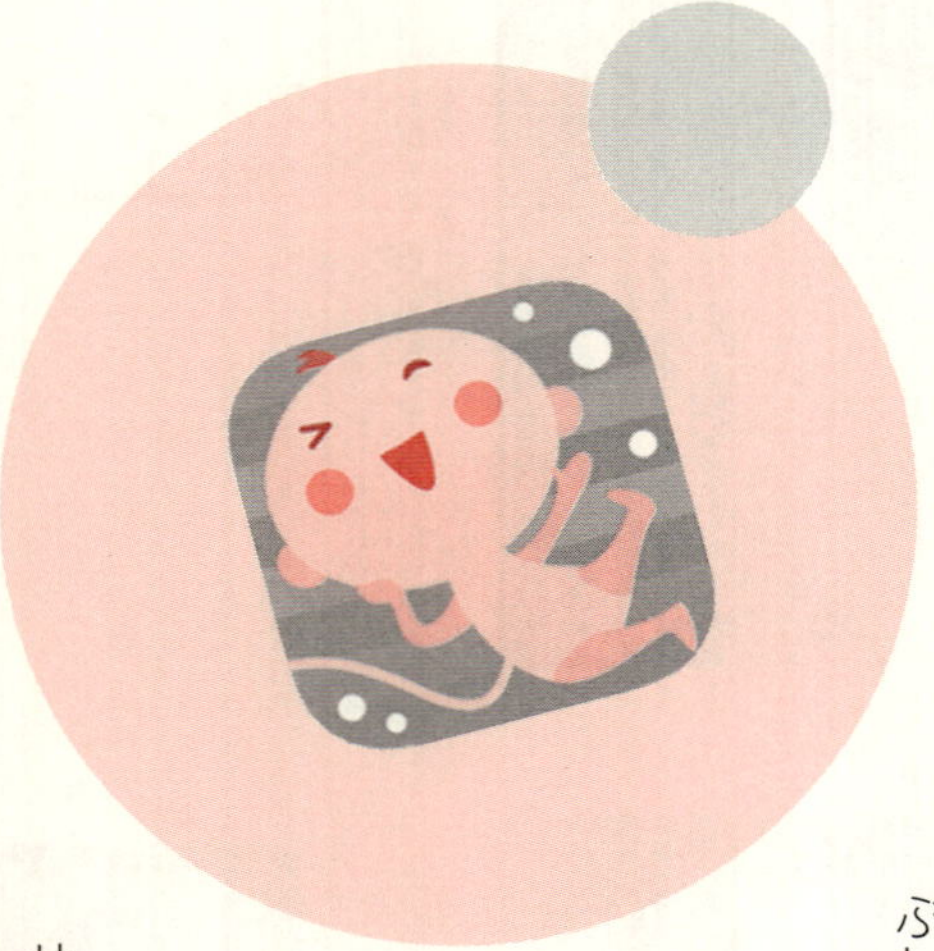

保護者はそれに合わせて離乳食をいつから、何を、どのように食べさせるのがよいかを考え、その材料や形態や味などに関心を向けます。そして子どもの「食事に対する気持ち」は後まわしになり、いつのまにか子どもの食行動発達の支援から外れ、どのように食べさせたらよいのかという親の食べさせる方法の支援になってしまうことが往々にしてあります。

授乳・離乳の支援は、授乳や離乳を通して、母子の健康支援の維持とともに、親子のかかわりが健やかに形成されることが大切であり、乳汁や離乳食といった「もの」に目が向けられるのではなく、一人ひとりの子どもの成長・発達が尊重される支援であることを理解しなければなりません。

自分で食べることを忘れてはいけませんよね！

	離乳の開始 → 離乳の完了 以下に示す事項は、あくまでも目安であり、子どもの食欲や成長・発達の状況に応じて調整する。			
	離乳初期 生後５～６か月頃	離乳中期 生後７～８か月頃	離乳後期 生後９～11か月頃	離乳完了期 生後12～18か月頃
食べ方の目安	○子どもの様子をみながら１日１回１さじずつ始める。 ○母乳や育児用ミルクは飲みたいだけ与える。	○１日２回食で食事のリズムをつけていく。 ○いろいろな味や舌ざわりを楽しめるように食品の種類を増やしていく。	○食事リズムを大切に、１日３回食に進めていく。 ○共食を通じて食の楽しい体験を積み重ねる。	○１日３回の食事リズムを大切に、生活リズムを整える。 ○手づかみ食べにより、自分で食べる楽しみを増やす。
調理形態	なめらかにすりつぶした状態	舌でつぶせる固さ	歯ぐきでつぶせる固さ	歯ぐきで噛める固さ
1回当たりの目安量				
Ⅰ　穀類（g）	つぶしがゆから始める。 すりつぶした野菜等も試してみる。 慣れてきたら、つぶした豆腐・白身魚・卵黄等を試してみる。	全がゆ 50～80	全がゆ 90～軟飯80	軟飯80～ ご飯80
Ⅱ　野菜・果物（g）		20～30	30～40	40～50
Ⅲ　魚（g）		10～15	15	15～20
又は肉（g）		10～15	15	15～20
又は豆腐（g）		30～40	45	50～55
又は卵（個）		卵黄１～ 全卵１／３	全卵１／２	全卵１／２～ ２／３
又は乳製品（g）		50～70	80	100
歯の萌出の目安		乳歯が生え始める。	１歳前後で前歯が８本生えそろう。	離乳完了期の後半頃に奥歯（第一乳臼歯）が生え始める。
摂食機能の目安	口を閉じて取り込みや飲み込みが出来るようになる。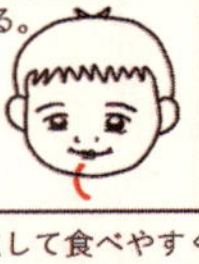	舌と上あごで潰していくことが出来るようになる。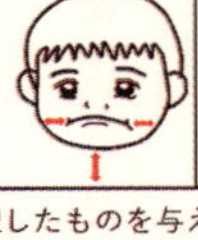	歯ぐきで潰すことが出来るようになる。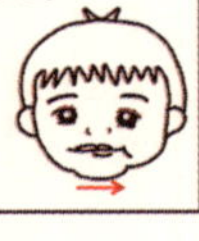	歯を使うようになる。

※衛生面に十分に配慮して食べやすく調理したものを与える

図２　離乳の進め方の目安（厚生労働省「授乳・離乳の支援ガイド」（2019年３月））

理想的な離乳食の問題点

離乳食を作るには、①衛生面、②固さ・大きさ、③味つけ、④量・回数、⑤栄養などのことを考えます（**表**）。どれも重要なことであり、これらのことに注意して離乳食を作成すると育児書には書かれています。しかし、気にしすぎる必要はありません。その日によって味や調理形態が異なり、ある程度の範囲で味や固さにばらつきがあっても問題はなく、むしろそれは必要です。子どもは広く許容し、拒否する場合も含めて経験になります。離乳食を進めるときに大切になるのは、赤ちゃんとのコミュニケーションです。食欲や気分にむらがあるのは当然です。そのことを考えずに理想的な食事内容や食べさせ方や食べる機能の発達ばかりを考えてもうまくいきません。

子どもが生後5、6か月から自分で食べることを踏まえて、離乳食について考え直してみる必要があります。赤ちゃんは何でも手にもって口に入れようとしますが、衛生面を考えて神経質になりすぎることはありません。赤ちゃんが手にした色々なものを口に入れようとすることを、親がことごとく「それは食べものではないからダメ」と注意すると「自分では食べてはいけません」と教えていることになりかねません。危険なものには注意を払いつつ、経験を広げることが大切です。

一方で離乳食として準備されるペースト状の食物は、赤ちゃんは手でつかむことはできず自分で食べることができません。それは、離乳食が親に食べさせてもらうことを前提に考えられているからです。赤ちゃんが自分で食べる経験をつむためには、手でつかめる固形物が必要です。親がコントロールするのではなく、赤ちゃんが自分で食べようとする欲求を助けることです。

乳児期には乳汁でほとんどの栄養が足ります。しかし栄養が十分だからといって、自分で食べる経験を積まないと食べさせてもらうことや乳汁を飲むことから自分で食べることに進みません。自分で食べる意欲のもとに離乳を進めればその量が増え、母乳・育児用ミルクは自然に減っていきます。

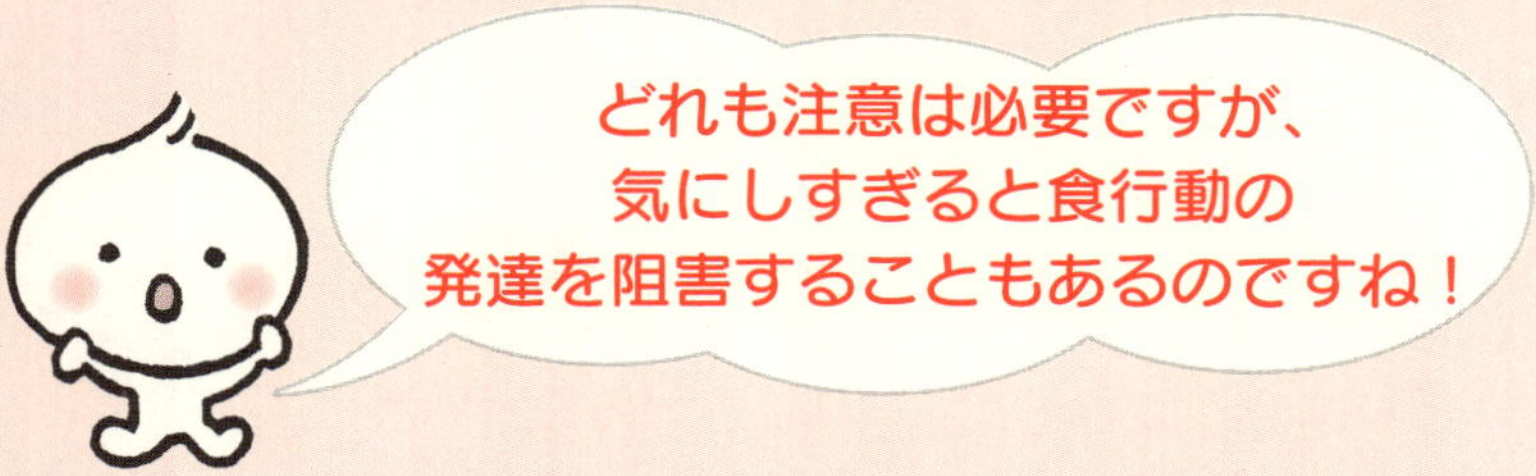
どれも注意は必要ですが、
気にしすぎると食行動の
発達を阻害することもあるのですね！

表　離乳食の調理時に気をつけること

衛 生	消化管が未成熟なので、新鮮な食材を選び、加熱調理をすることが基本です。食器や調理器具もよく洗って清潔を心がけます。手洗いも重要です。
固さ・大きさ	舌、歯ぐき、顎を使って食物を噛むことを学んでいきます。固さ・大きさに変化も必要です。
味付け	素材の味をいかし、薄味にします。許容できる範囲も大きいので、生活や文化に合わせた食事も大切です。
量・回数	赤ちゃんの要求に合わせて量や回数を増やします。
栄 養	栄養のバランスは大切ですが、食べる意欲を引き出すことで、食物の種類を自然に広げます。

食べる機能と行動を育てる離乳食

離乳について困りごとを抱える親は多く，作ることへの負担，咀嚼や食べる量や種類や偏りなどがあげられます．

食べる機能を育てるための方法は，赤ちゃんが自分で食べる気持ちを引き出すことです．そのためには，自分の手で食物をつかみ口にもっていく行動が大切です．乳児期の発達経過は，**表1**のようになります．母乳を「飲む」機能は生まれながらもっていますが，それ以外のものを「食べる」ということは経験により獲得していきます．離乳をスムーズに進めるためには，能動的に自分で食べようとすることが大切で，食べる機能を引き出します．そして子どもが最初に自分で食べる方法は，手づかみ食べになります．

親がこれだけ食べさせたいとか，このように食べてほしいということではなく，子どもが自分のペースで食べることが大切です．大人にも食事の好みや食べる量，食べ方に違いがあるように離乳の進み方も各々違いますが，自分で食べようとする行動を引き出せれば，ほとんどの場合において離乳はスムーズに進みます．早く進めばいいというものではありませんが，いくら遅くてもよいということでもありません．離乳の開始は，目安となる5，6か月という月齢を参考に，子どもの様子をよくみて，子どもに合ったペースで進めることが大切です．育児書に書かれている理想的な固さ・大きさ・味つけの食物を作っても，食べる気のないときには食べてくれません．

		5～6カ月	7～8カ月	9～11カ月	12カ月～
	哺乳	離乳初期	離乳中期	離乳後期	離乳完了期
食べさせるときの調理形態		なめらかにすりつぶした状態	舌でつぶせる固さ	歯ぐきでつぶせる固さ	歯ぐきで噛める固さ
食べる機能の発達			押しつぶし機能	すりつぶし機能	咀嚼機能
食べる行動の発達	自食準備				
		手づかみ食べ獲得			
			食具食べ機能獲得 フォーク、ストロー、スプーン		

表 1　乳幼児期の食べる機能と行動発達
月齢は食べさせるときの目安である。また、調理形態もその時期の代表的な形態を示しているだけである。いろいろな食形態を経験することにより、食べる機能と食べる行動を獲得する。

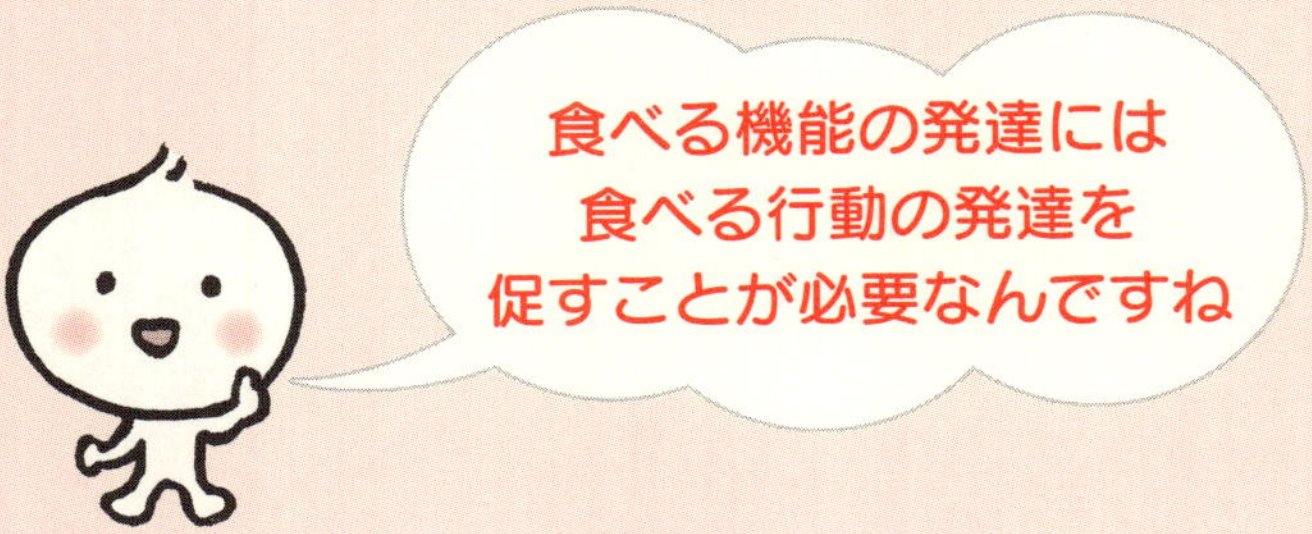
食べる機能の発達には
食べる行動の発達を
促すことが必要なんですね

離乳食を食べないときは

乳汁以外の食物を食べるということは、子どもにとって大きなステップであり、哺乳が順調でもこの時期につまずくこともあります（**図**）。育児書に書かれているように生後5、6か月の子どもにスプーンで食べさせようとすると、子どもは口元に近づいたスプーンや食物を受け入れようとせず、口を閉じて拒否をします。それでも多くの子どもは何回か繰り返すうちに徐々に慣れ、さらに経験を積むことにより上手に受け入れるようになります。

しかし、一部の子どもにおいてはスプーンの受け入れが進まず、離乳が進まないという相談につながります。そこでは少し時間をおいたり無理をしないで少しずつ進めるなどのアドバイスを受けます。そのアドバイスをもとに、親は頑張って繰り返し与えようとしますが、そのことが状況を悪化させ、食べることのさらなる拒否につながることもあります。せっかく準備した離乳食を食べてくれないのは辛いものです。でも「食べさせよう」と焦ることや無理に食べさせようとするのは禁物です。子どもが食べることを楽しいと感じることができ、保護者が食べさせることを楽しいと感じられるような食事時間にすることが大切です。

離乳食がうまく進まないときは、子どもが自分で食べる準備ができていないことが多いのです。自分で食べる行動が引き出せていないと、スプーンにのせた食物を嫌がります。食べさせようとする前に、自分で食べる行動を引き出すことです。そのためには、手づかみになります。また基礎疾患や合併症の影響で体調が悪いこともあります。そして食事における親子のコミュニケーションがとれず、食行動につながらないことがあります。

乳児期の食行動には、「自分で食べる」ことと「食べさせてもらう」ことという異なった二つの面がありますが、離乳食をスムーズに進めるには自分で食べる意欲を育てることです。具体的には手づかみで食物を口に運ぶ経験をさせることです。親が食べさせようとばかりしないで、誤嚥などの危険に注意しながら手で食物をもたせ、自由に口に運ばせることです。この年齢の子どもは阻害する要因がなければ手でもったものを自然に口にもっていきます。その経験をしっかりするとスプーンの受け入れがよくなり、食べさせてもらうことも上手になります。

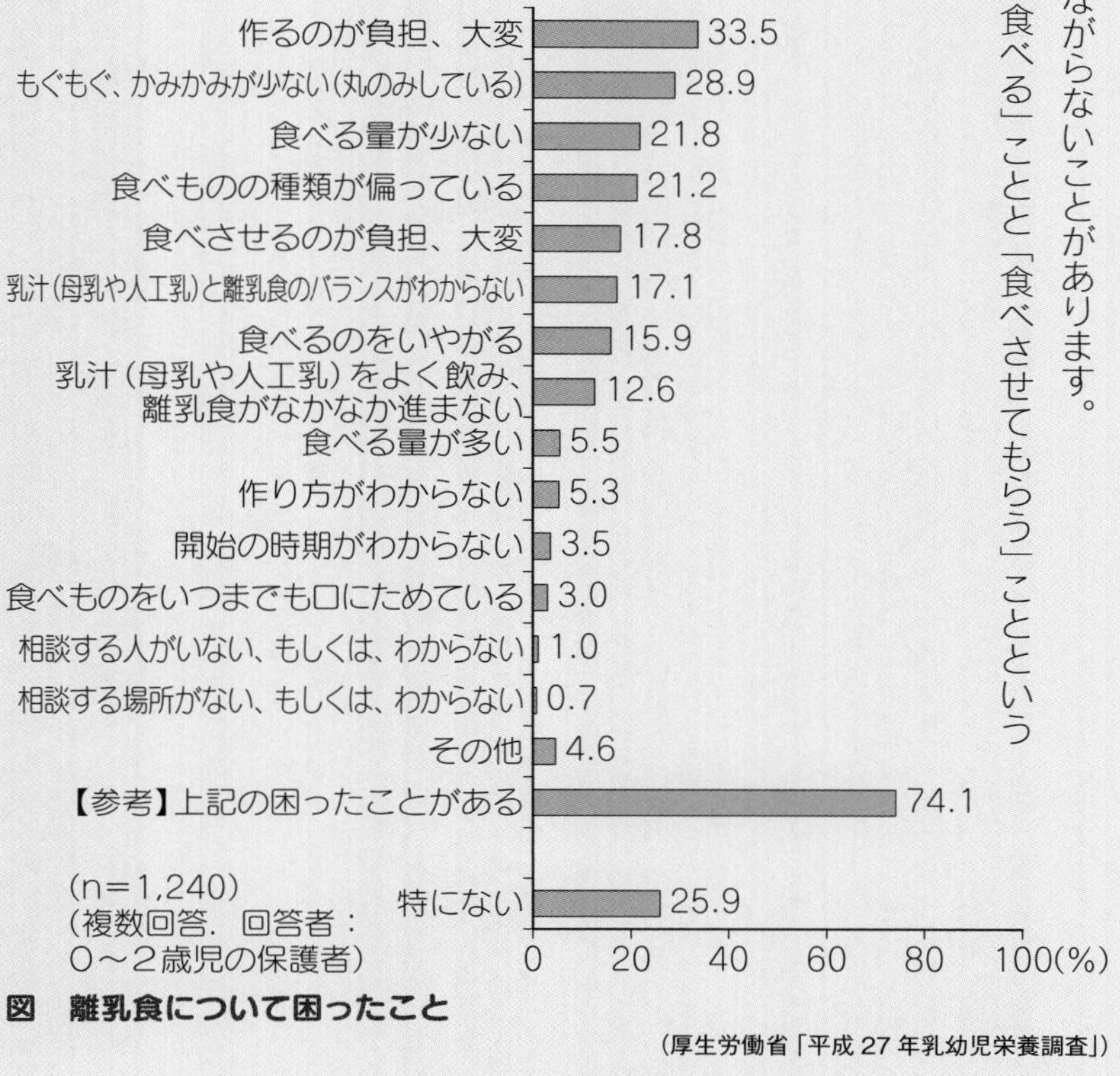

図　離乳食について困ったこと

(厚生労働省「平成27年乳幼児栄養調査」)

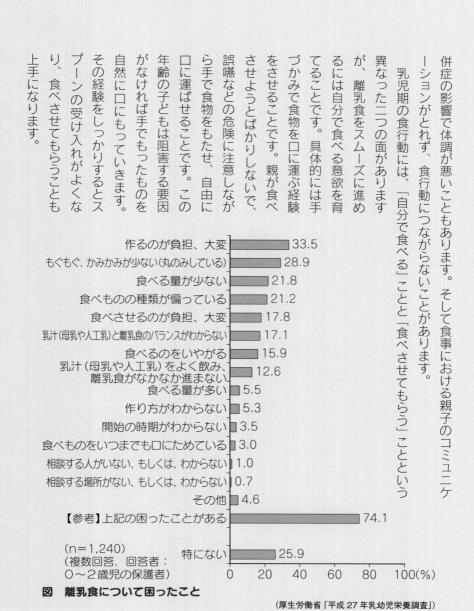

日常生活でおこる自分で食べる行動発達の阻害

６か月頃の赤ちゃんは、ティッシュペーパーやボールペンなど手が届く所にあるものをしばしば口にもっていきます。そのようなとき、親（保護者）は「食べものではないでしょ」といってそっと取り上げることが多いと思います。このようなことは日常生活でしばしばみられますが、見方を変えると、自分の手でものを口にもっていくことがいけないことであると子どもに教えていることになります。このようなことが繰り返されると、子どもは自分で手を出してはいけないと感じるのではないでしょうか。

もちろん、何でも口にもっていってもよいというような極端な話をしているわけではありません。親が不衛生や危険性などを考え、子どもがさまざまなものを口に運ぶことをくり返し阻止すると、それは意図せず自分で食べてはいけないと教えていることになり、自分で食べようとする行動を妨げます。

離乳が少し進むと、親が口元にスプーンをもっていくのを上手に口を開けて待つ子どもがいます。親にとっては食べさせやすく、「大変よい子」といえるかもしれません。しかし、本当はそうではなく、自分で食べようとして手を出し、親の手助けを邪魔するのが自然な行動なのです。食行動を育てるには保護者が食べさせてあげるのではなく、子どもが自分で食べようとすることを支援することが重要です。

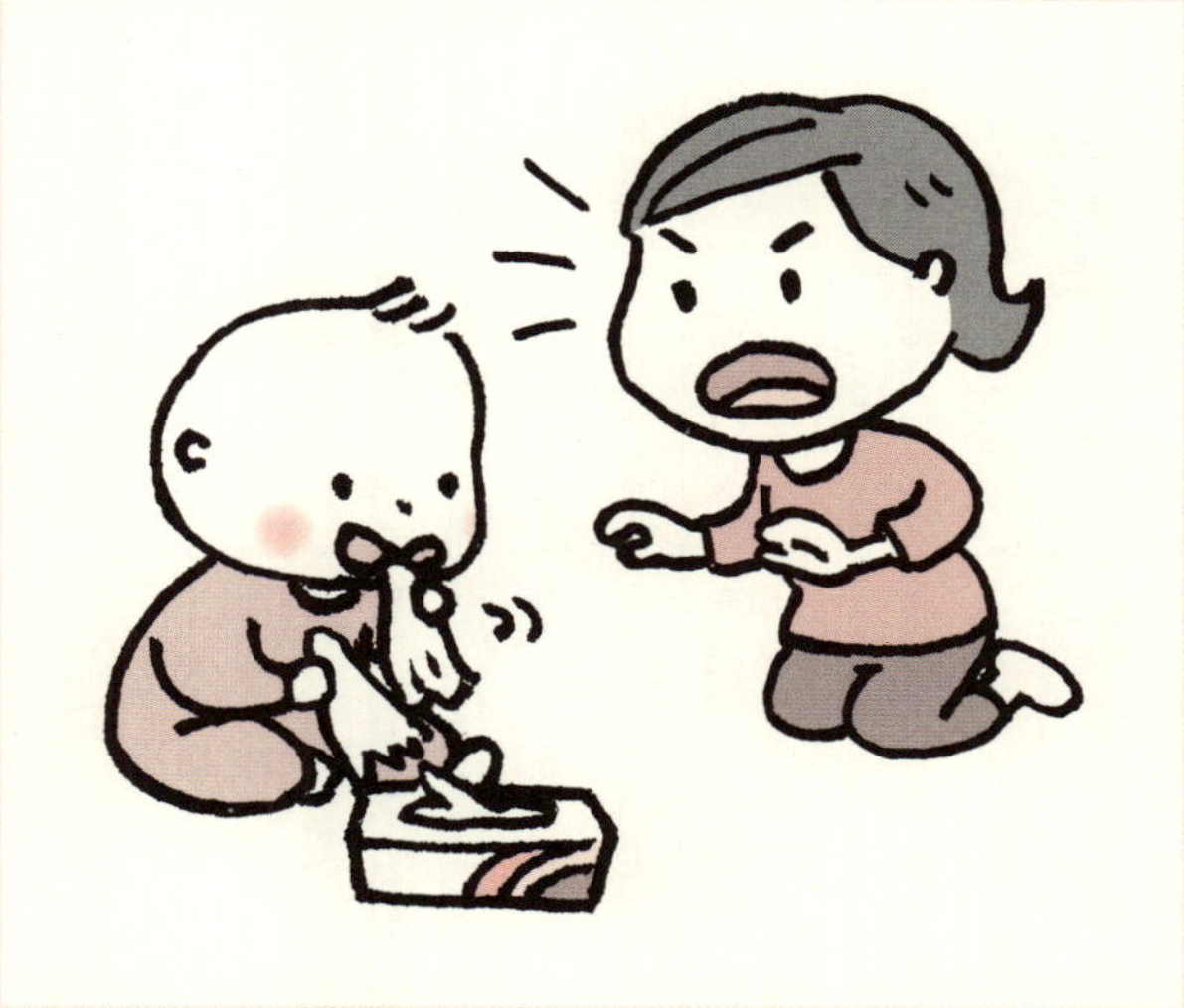

図　赤ちゃんは何でも口に入れます

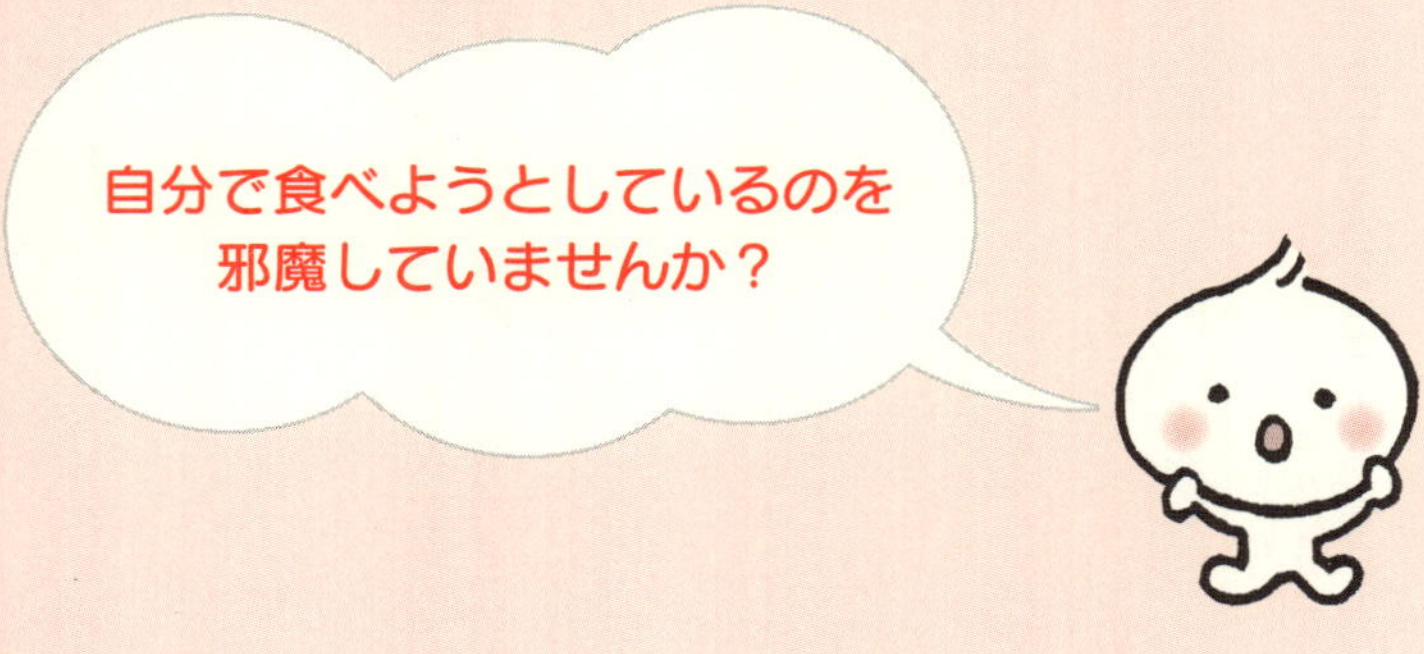
自分で食べようとしているのを
邪魔していませんか？

手づかみ食べがフォークやスプーンの使用につながる

乳幼児は好奇心が強く，何でも口に入れようとします．一方で，同じくらい警戒心も強いものです．口は身体と外界が直接つながる場所であり，外からの危険を回避するために警戒が必要だからです．特に新しいものへの警戒は強くみられます．それは後の経験や知識により，適切に判断できるようになります．危険を防ぐ目的で保護者がすべての危険を取り除いてしまえば，経験することがなくなり，危険を回避する能力が育ちません．

このようなことを踏まえて，離乳の開始をどのようにしたらよいか考えます．離乳の開始時期にスプーンに食物をのせて口に近づけても，赤ちゃんは顔をそむけたり，手で払いのけようとして嫌がります．これまで経験したことのない何かわからないものをのせたスプーンが口元に来ても，赤ちゃんは理解できるはずがありません．親の食べさせたいという気持ちとは裏腹に，赤ちゃんが警戒し拒否することはきわめて自然なことです．このような警戒や拒否をゆるめて赤ちゃんが離乳食を受け入れるためには，食事への安心と信頼の経験を積むことが必要になります．そこには，食物への慣れや食事時間や雰囲気などが含まれます（**図**）．

離乳を開始する前に赤ちゃんが自分の手でものを口にもっていくという，食べるための準備を十分に行うことが必要です．この手づかみができていることが，離乳をスムーズに進めるために重要になります．自分で食物を口にもっていく経験を十分にしていると，他の人から食べさせてもらうことも安心して受け入れるようになります。そして手づかみの経験は、手指と口との協調や微細運動能力を向上させ、フォークやスプーンを使うことにつながります。

　離乳食を食べさせるにはスプーンが使われますが、乳児は自分でスプーンを使えません。この時期のスプーンは、食べさせてもらうための道具です。スプーンですくった離乳食を大人が食べさせてあげるだけでは、子どもが自分で食べようとする機会を奪ってしまうことになります。

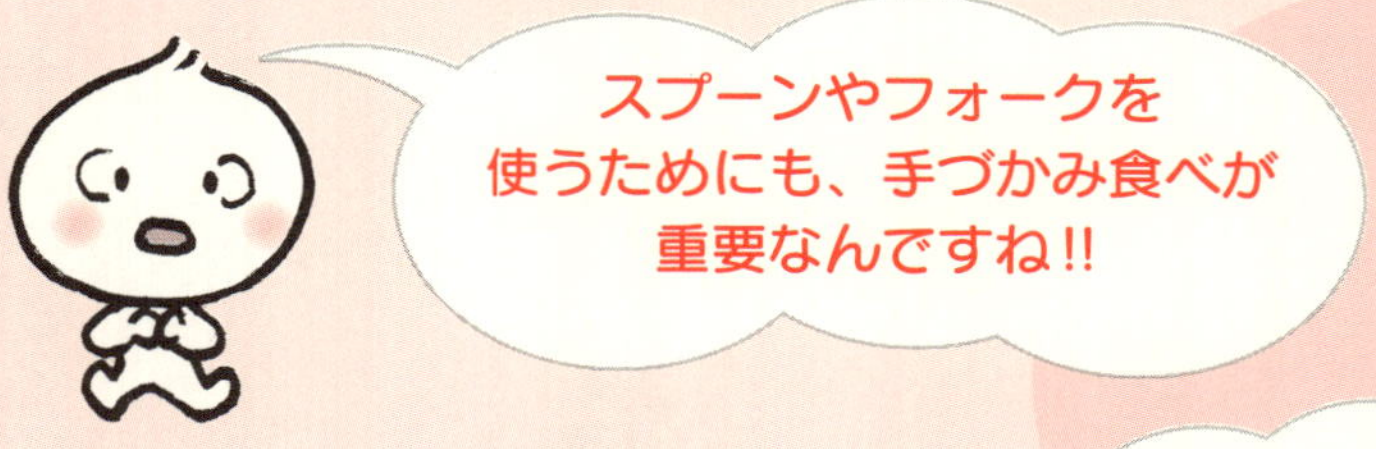
スプーンやフォークを
使うためにも、手づかみ食べが
重要なんですね!!

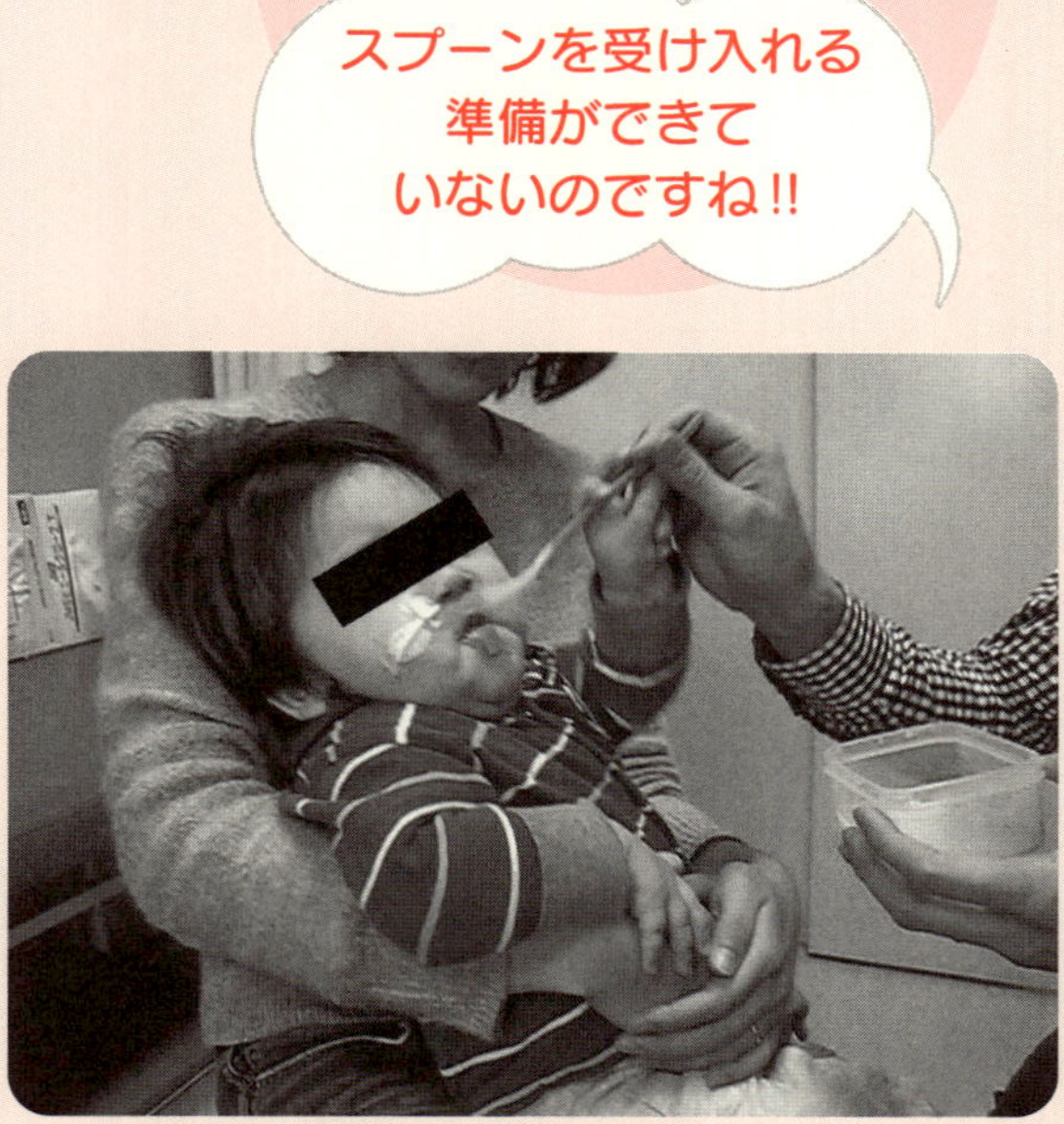
スプーンを受け入れる
準備ができて
いないのですね!!

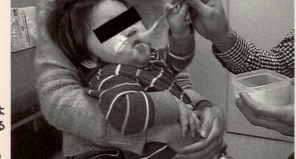

図　やさしく声をかけて食べさせようとしてもスプーンを嫌がっている（11か月児）
食べないために経管栄養を行っている。

満腹と空腹のメカニズムの基本

食行動を考えるには、食欲のメカニズムを理解する必要があります。私たちは空腹を感じると食欲がわき、食べる行動につながり、満腹になれば食べることを止めます。食欲は、健康や体調を維持するための重要なメカニズムです。脳の研究によりいろいろなことがわかってきていますが、ここではその基本を説明します。

食欲の中枢は、脳の視床下部にあります。視床下部内側核（満腹中枢）を動物実験で破壊すると満腹を感じなくなり、たくさん食べて肥満になります。反対に、視床下部外側野（摂食中枢）を破壊すると、食欲が著しく低下し痩せてしまいます。

このような食欲にかかわる脳への刺激には、食物がお腹に入ることによる胃の拡張があります。食物により胃が拡張されると、胃に張り巡らされた神経（迷走神経）を介して中枢にそれが伝達され満腹を感じます。さらに、胃に入った食物は腸管に進み消化・吸収されます。それによって血糖が上昇し、血液を介して満腹中枢に働き、食欲は低下し、食べることに抑制がかかります。その反対のことがおこると空腹を感じることになります。

このようなメカニズムのほかにも、満腹や空腹を感じるメカニズムがあります。空腹を感じるメカニズムには、脂肪細胞から分泌され脳に情報を伝えるレプチンというホルモンが関与します。レプチンはおもに視床下部の弓状核に作用し、その情報は視床下部外側野と内分泌を制御する室傍核に伝えられ、脳全体に指示が入ります。そして食欲を抑制します。またペプチドホルモンであるグレリンはおもに胃で産生され、胃が空虚になったときに血液中に分泌されて視床下部を刺激し、食欲を引きおこします。

食欲に最も影響する満腹や空腹は、自分からいわなければ他人が理解するのは難しいことです。また、その日の体調や気分により摂取量は変化し、適切な摂取量も一定ではありません。空腹や満腹を表現することの難しい乳幼児や障害児では、満腹であることを介助者がわからずに、満腹時に食べることを強いられれば苦痛になります。

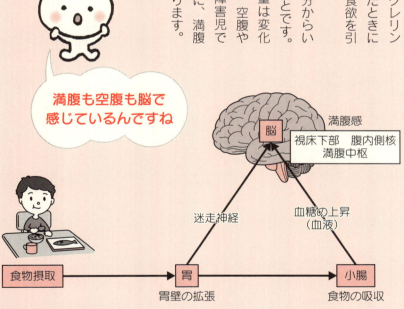

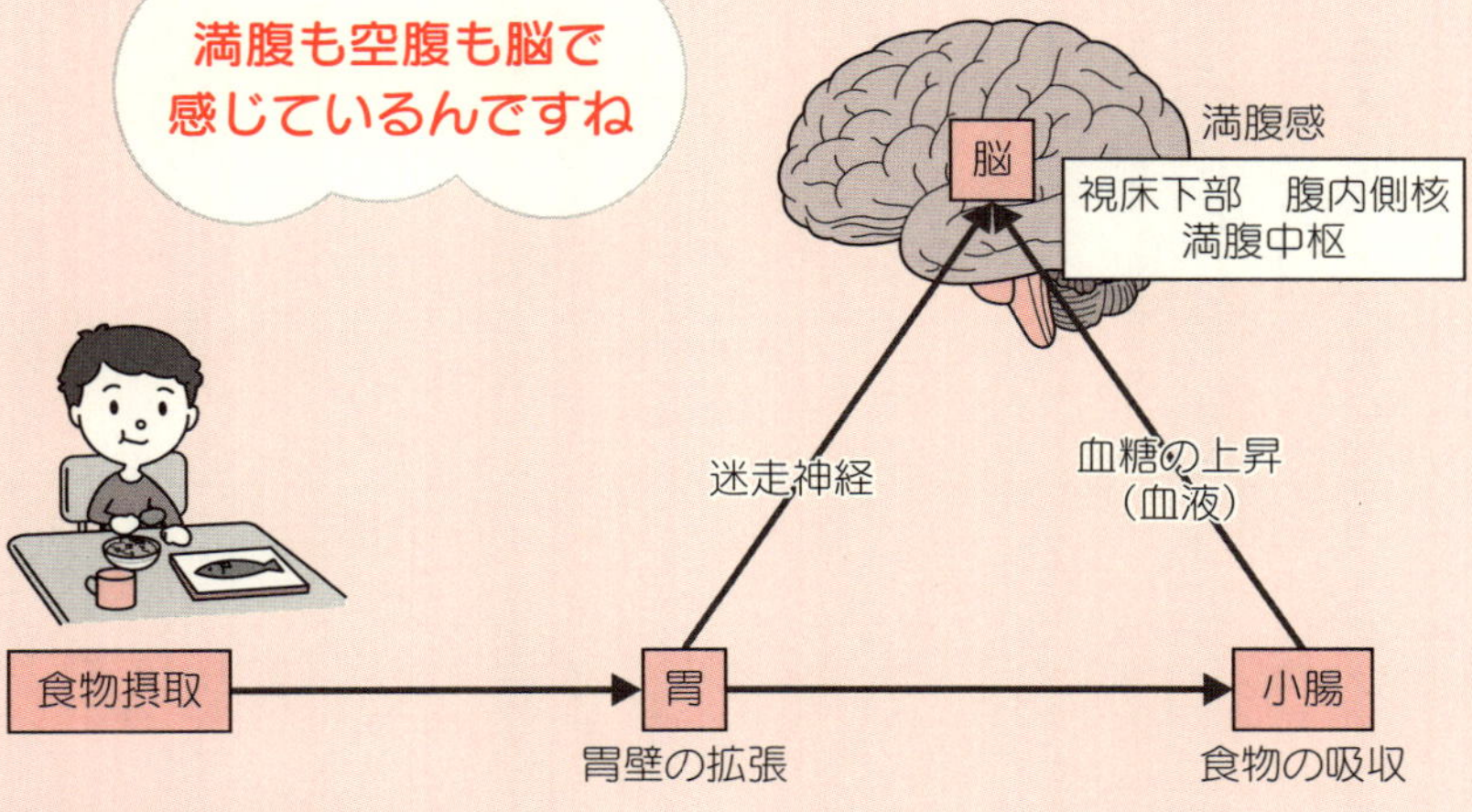

図　食欲のメカニズム

密接に関係する脳と腸（脳腸相関）

人は、ストレスや不安を感じると食欲が減ったり、胃腸の調子が悪くなったりすることがあります。これは、誰もが経験することです。脳はストレスを感じるとその情報を末梢の臓器に伝え、消化管機能に影響を与えます。一方、腸も脳へ信号を送り、脳の情報処理に影響を与えます。ホルモンやサイトカイン、自律神経系のネットワークを介して脳と腸は互いに情報伝達を行い、相互に作用を及ぼし合います。このような脳と腸管の関係は、「脳腸相関」といわれます。また、腸管に存在する腸内フローラ（腸管細菌叢）は、免疫、アレルギー、ストレス、不安などに影響することがわかってきました。そして、脳腸相関に腸内フローラ（腸管細菌叢）が重要な役割を担っていることが明らかになり、「脳ー腸ー腸内フローラ」（**図1**）という関係が注目されています。

人の腸内には、1000種、100兆個以上の細菌が生息しており、腸内フローラは大きく有用菌、悪用菌、日和見菌に分類され、競合して生息しています（**表1**）。新生児は、出生時や生後の接触や授乳を通して腸内フローラを獲得していくといわれます。生後5日頃の腸内フローラは腸内細菌のほとんどが有用菌であるビフィズス菌で形成され、その増殖にオリゴ糖が関わっています。そして、離乳食を始める頃から日和見菌や悪用菌も増えます（**図2**）。乳幼児期の腸内フローラはその後の環境によって変化しますが、成人になったときの腸内フローラにも影響を与えます。

腸内フローラのバランスが崩れると、便秘や軟便などの消化器症状が出ることもあります。健康な

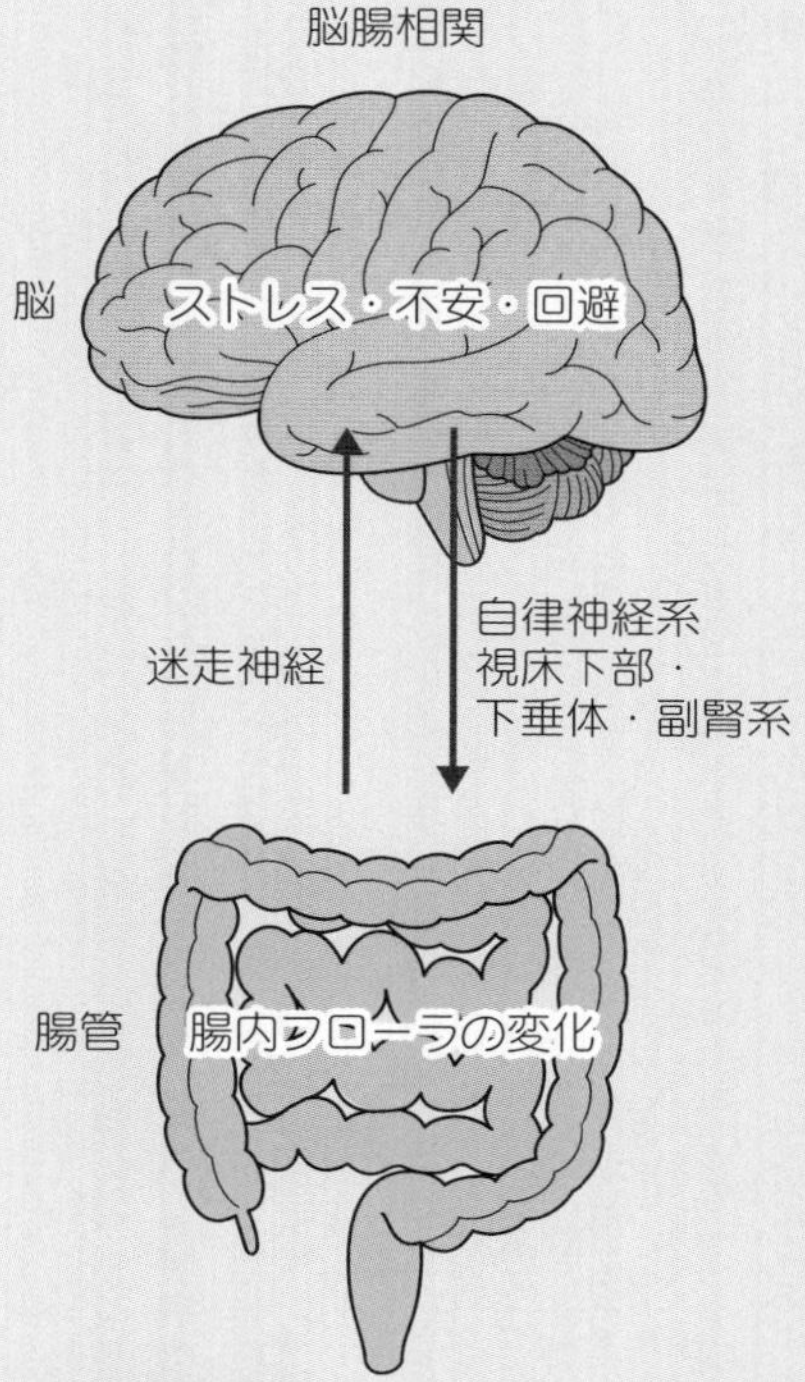

図 1　脳腸相関

表 1　腸内フローラの分類

有用菌（善玉菌）	悪用菌の増殖を防ぎ、おなかの調子を整え、身体によい働きをする菌 乳酸菌、ビフィズス菌
悪用菌（悪玉菌）	腸内で有害物質をつくり、身体に悪い働きをする菌 ウェルシュ菌など
日和見菌	どちらにも属さず、有用菌、悪用菌の優勢なほうの味方をする バクテロイデスなど

便には発酵が重要であり、そのためには食物繊維と有用菌が必要になり、有用菌を増加させるために食物繊維が重要です。日本人の食物繊維の摂取量は年々減少して、食物繊維は摂取不足と考えられています。食物繊維を多く含む食材としては、野菜、根菜、芋類、豆類、キノコ類、海藻類、果物などがあります。発酵食品には、納豆、みそ、しょうゆ、漬物、ヨーグルトなどがあり、発酵菌が腸内フローラを有用菌に変化させると考えられています。ポリフェノールも腸内フローラの有用菌を増加させることもわかってきています。

腸内細菌が食物繊維からつくる有用物質として知られる短鎖脂肪酸（酢酸、酪酸など）も、中枢神経に影響を与える物質として注目されています。また、腸内環境を整えるものとして、プロバイオティクスなどがあります。これは腸内フローラに作用し、有用菌を増やし悪用菌を抑制して、腸内フローラのバランスを改善します。その結果、腸内環境が改善することで健康につながります。

乳幼児期の摂食嚥下障害により食事が順調に進まないことと、腸内フローラの関係は明らかではありません。しかし、食事内容に偏りがおこる摂食嚥下障害においては影響が出ないはずがありません。さらに、腸内フローラが形成される時期に経管栄養などを行う特殊な状態では、消化管を介して中枢神経への影響にも注意する必要があると考えられます。腸内フローラが脳に影響を与えることが考えられている疾患のなかには、自閉スペクトラム症やうつ病などがあります。摂食嚥下障害の結果として食事内容が偏り、便秘や消化管活動はもちろんのこと、腸内フローラが食行動にも影響を及ぼす可能性があります。このようなことから、脳と腸管の関係をよい状態に保つことが、食行動や摂食嚥下機能を促進することにつながる可能性も考えられます。

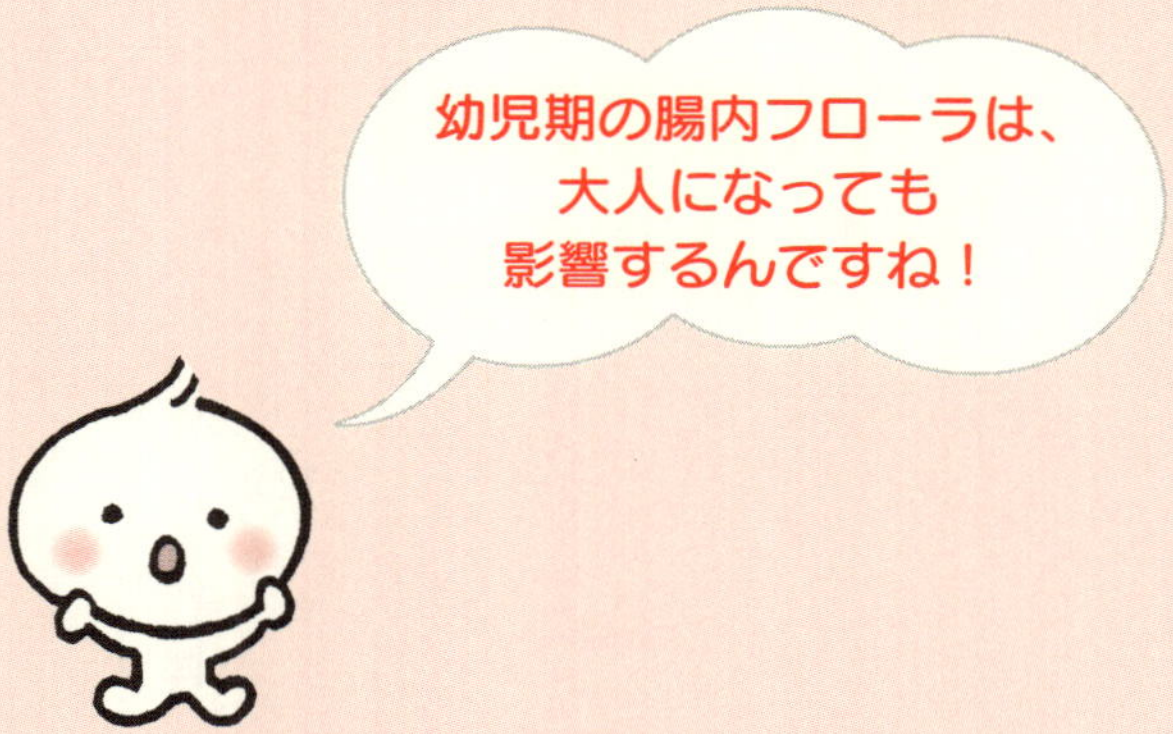
幼児期の腸内フローラは、
大人になっても
影響するんですね！

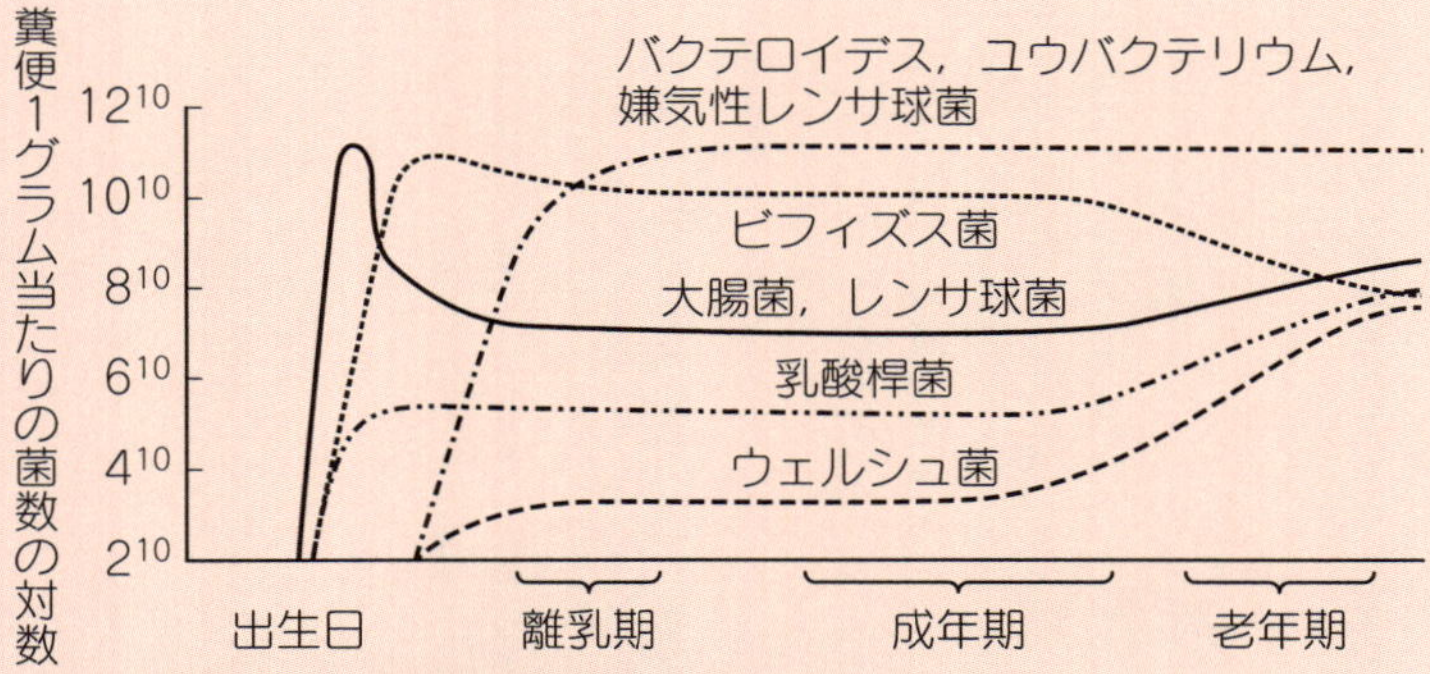

図 2　年齢による腸内細菌叢の変化（光岡知足，1976）

食の快感が食行動につながる

健康なときは、食事をしてから時間が経つと胃が空になり、血糖値が低下し空腹を感じます。それでは、空腹状態であれば必ず食欲が出るかというと、そうではないことがあります。たとえば、試験前でストレスのかかる状態や発表会前で緊張する状況では、おいしい食事が準備されていても食欲が出ません。また大嫌いなものは空腹であっても食べる気がおこらず、口に入れようとするだけで吐き気を感じてしまうことすらあります。食欲において空腹は最も重要な要素ですが、空腹がすぐに食行動につながるわけではないということです。

食欲を引きおこすメカニズムのすべてが解明されたとはいえませんが、味覚、嗅覚、触覚、視覚などの感覚への心地よい刺激が大切です。空腹から食行動につながるプラスの刺激には、おいしい味、おいしそうな匂い、おいしそうな形や触感などがあります。そのほかにも、食べる相手、食べる環境、食べる時間などのあらゆることが関係します。それは安心や信頼、コミュニケーションということでもあり、過去の経験や情報なども含まれます。たとえば、有名で行列のできる店であるという情報や値段が高いというだけで、おいしいはずであるというプラスの感覚が芽生えます。子どもでは、キャラクター商品やパッケージ、「おまけ」などもおいしさに関わります。このように、食行動はさまざまなことの影響を受けています。

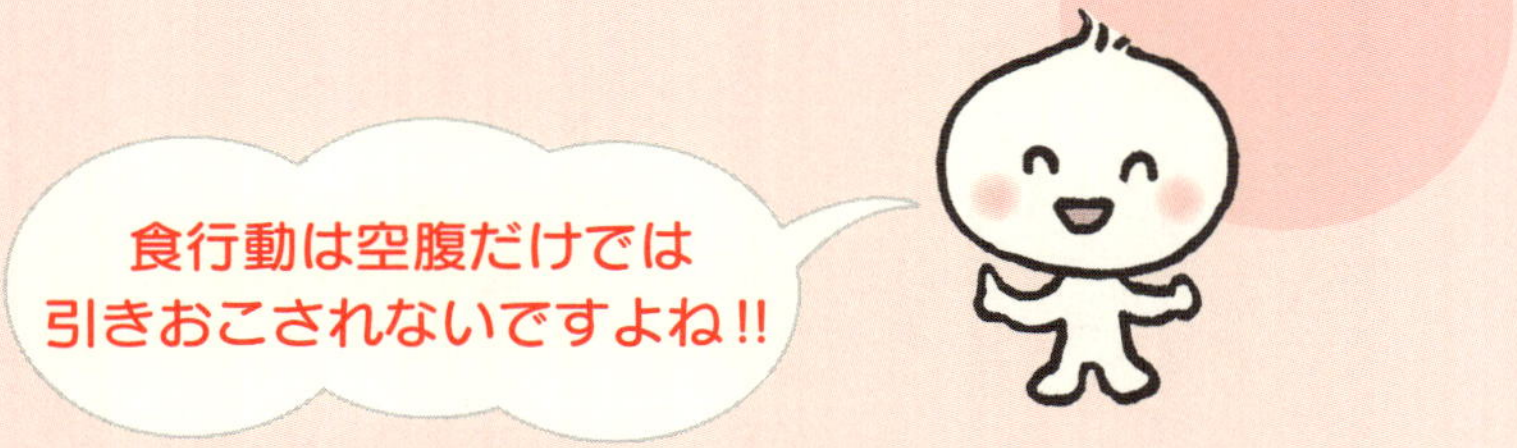
食行動は空腹だけでは
引きおこされないですよね!!

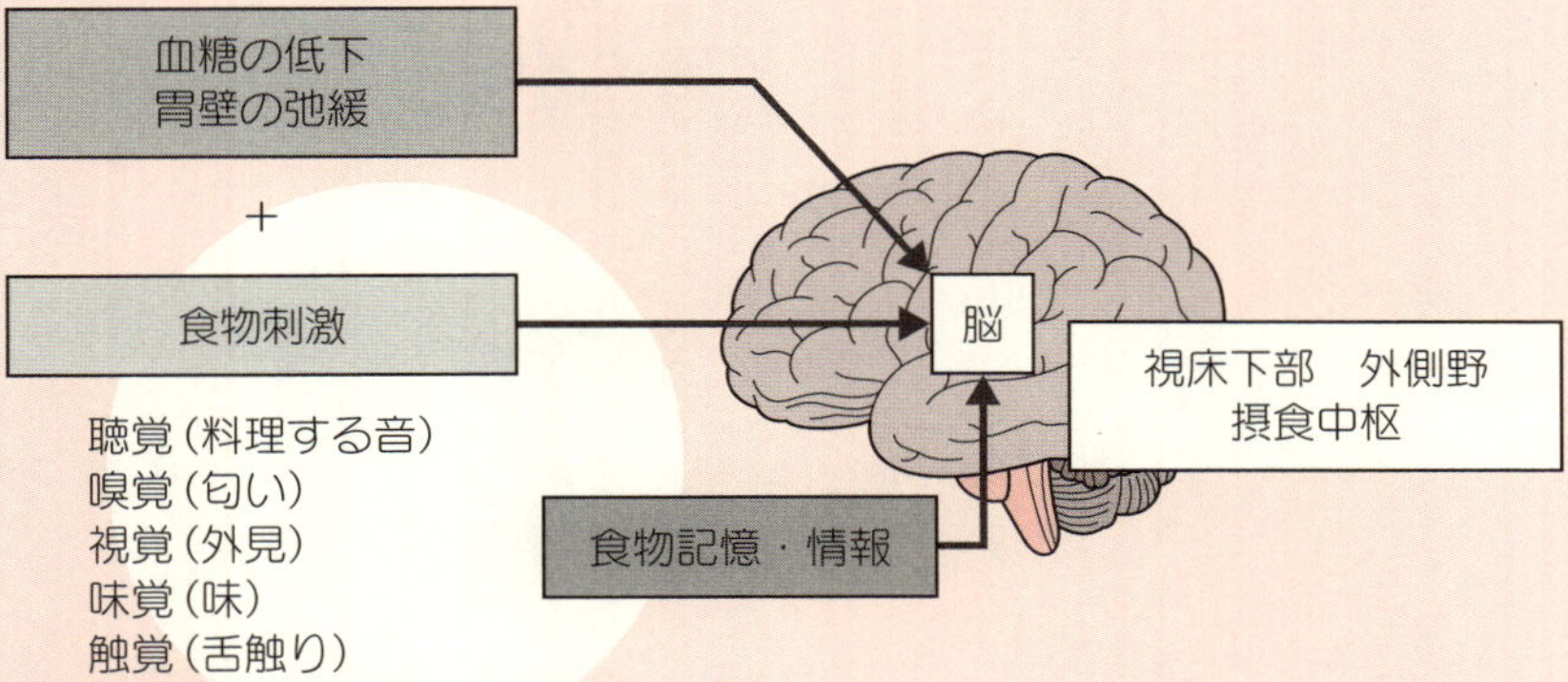
血糖の低下
胃壁の弛緩
+
食物刺激
聴覚（料理する音）
嗅覚（匂い）
視覚（外見）
味覚（味）
触覚（舌触り）
脳
視床下部　外側野
摂食中枢
食物記憶・情報

図　空腹感・食欲の発生

食行動に関わる要因は多彩である

おいしさには、食品、人、環境のそれぞれに関わる要因があります。味覚や嗅覚の中枢は脳の扁桃体にあり、触覚、視覚、聴覚などの感覚も含めて、それらを「快」「不快」「好き」「嫌い」のような意識の評価につなげます。扁桃体を破壊する動物実験では、何でも口に入れるような食行動がおこります。また、味覚などの感覚や内臓からの不快感の情報は、扁桃体で関連づけられて嫌悪につながります。そして、特定の味や食物を無意識に嫌う感覚や行動として、脳にしっかりと記憶されます。

食べることは五感を駆使して行われるともいわれます。食品は味覚、嗅覚、触覚、温冷覚、視覚、聴覚などの感覚刺激を引きおこし、それぞれの感覚が入力されます。そして食事からの感覚入力をどのように感じるかが大切となります。このようなことは味覚だけではないことを容易に感じることができます。たとえば、鼻をつまんで食べることや目を閉じて食べることにより、食物は別のものになってしまうことすらあります。味や匂いのほかにも食物の固さ、大きさ、形、温度、水分含有量などを認識し、それぞれの入力刺激に合わせて食物の処理が行われます。食物に応じて、捕食・咀嚼し嚥下できる大きさや形に処理することを経験のなかで学びます。乳幼児期にはそのような機能を獲得するための経験が必要になります。

人側の要因には空腹や満腹、体調、心理的要因や経験・食習慣などがあげられます。また環境の要因には、温度や湿度、文化などの社会環境などがあります。このような要因がそれぞれプラスとマイナスに働きます。たとえば、すごく空腹な状態のときであっても、イモムシを良質なタンパク源であるといわれても、ほとんどの人は食べられません。しかし、国や文化が異なればまったく異なる話になります。さまざまな感覚が脳に伝達され、統合されたものが食行動につながります。

食品側の要因

化学的因子
- 味（甘・塩・酸・苦・うま味）
- 匂い

物理的因子
- テクスチャー
- 温度
- 外観（色・つや・形・大きさ）
- 音

人側の要因

- 生理的要因（健康状態・空腹度）
- 心理的要因（喜怒哀楽・緊張・不安）
- 背景要因（食経験・食習慣）

環境の要因

- 自然環境（温湿度・天候）
- 社会環境（宗教・文化・情報）
- 人工的環境（食卓・部屋・食器）

図　おいしさを構成する要因

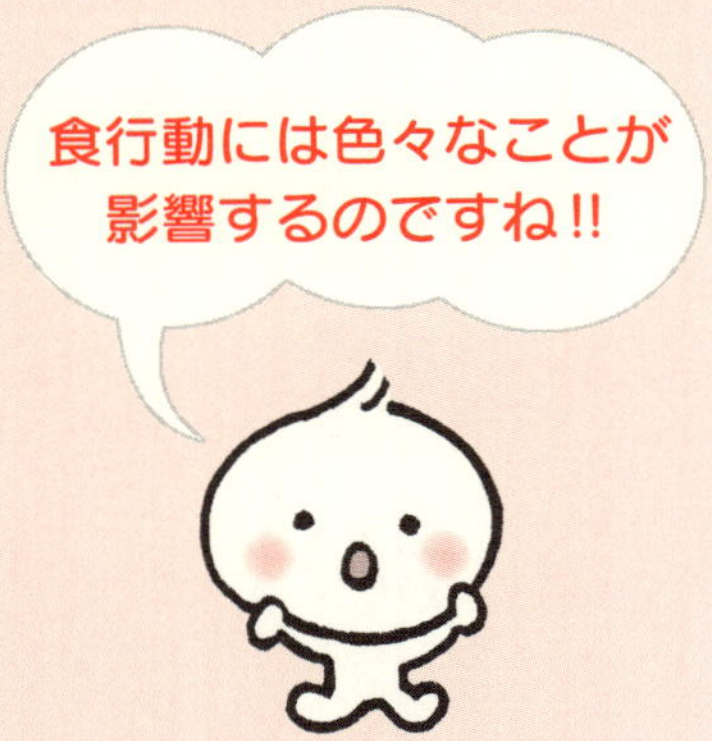

子どもの苦手な酸味と苦味

　胎児期、新生児期の味覚や嗅覚について数多くの研究がなされ、それらの感覚も胎児期から存在することはよく知られています。新生仔動物の研究では、味を感じる味蕾は軟口蓋にもっとも多く存在し、これはちょうど母乳が流出する場所であり、その味を感じるのに適した位置とされています。年齢が上がると、軟口蓋の味蕾はほとんど消失し、舌が味蕾の主要な部位となります。

　味覚においては、新生児期から塩味、甘味、苦味、酸味、うま味も区別するとされ、それぞれの受容体があります（**図**）。乳幼児はこれらのなかで酸味や苦味を嫌うとされます。酸味は腐った食物や熟していない果物など、苦味は植物アルカロイドのような毒素を感じることが、遺伝子に組み込まれていると考えられています。そのため、子どもは酸味や苦味に対して敏感で避ける傾向があります。トマトの酸味やピーマンの苦味などがその代表といえ、子どもがこれらのものを嫌うのは当然のことともいえます。このような生まれもっての素因はありますが、味覚を含めた感覚は出生後の経験により影響され、変化していきます。

　胎児期から乳幼児期の味覚、嗅覚、触覚などの感覚入力が「快」になるか「不快」になるかということで、子どもの食行動が変化します。食行動を考えた乳幼児への食事の対応は、同じ感覚刺激であっても、「快」や「不快」はその状況によって異なることを考えておく必要があります。たとえば味覚、嗅覚は同じ刺激であっても、空腹では「快」と感じ、満腹では「不快」と感じるかもしれません。末梢の受容体の反応も変わるとされています。そして、入力される感覚刺激が「快」と感じられることが、次の食行動を促すことにつながります。

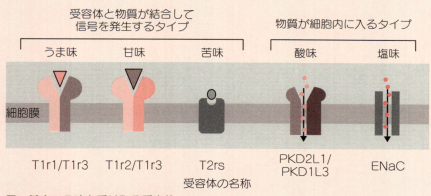

図　基本の５味を受け取る受容体

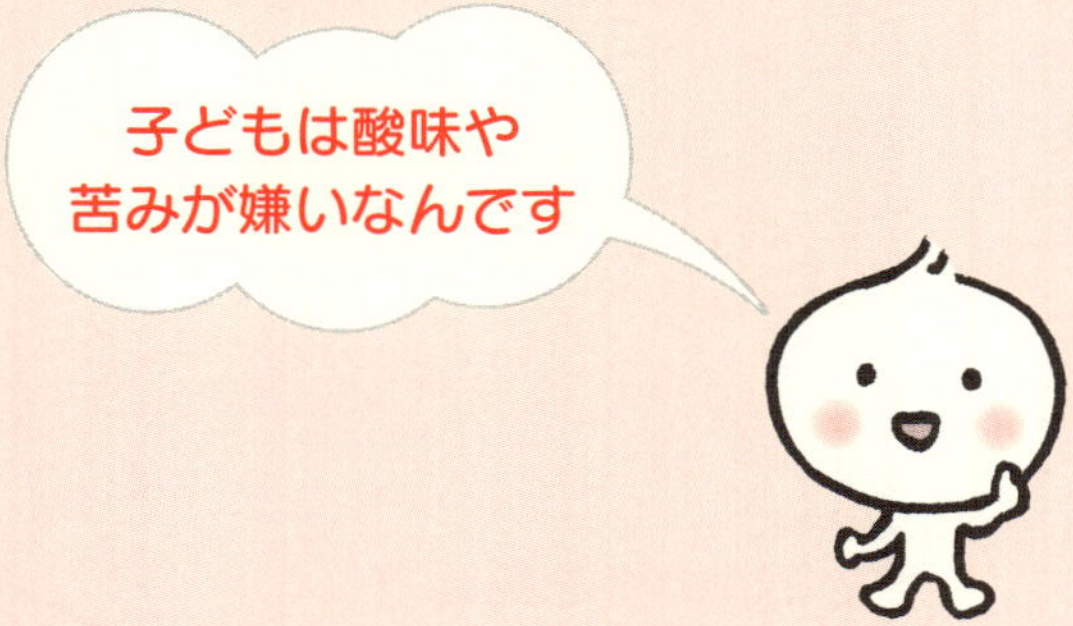

不快な経験により味覚の嫌悪学習がおこる

人は、塩味、甘味、酸味、苦味、うま味のそれぞれの受容体によって味を感じます。塩味の受容体は塩化ナトリウム（塩）を感知し、その塩化ナトリウムは体の水と電解質バランスに重要な役割をもちます。甘味は糖質などの栄養が含まれることが多く、その食物が安全であるという認識につながるとされます。うま味は神経伝達物質としても重要なアミノ酸であるグルタミン酸を感じます。そのため、子どもはこれらの味を好む傾向がみられます。酸味や苦味は危険な食物であることがあるため、本能的に避ける味とされます。このような基本はありますが、実際にはそのほかの要素も含めて複雑に組み合わせられます。そして、周囲が食べている様子や自分の経験などから酸味や苦味を含めて、いろいろな味をおいしく安全なものであることを学習していきます。

経験が食行動に影響することとして、味覚嫌悪学習（ガルシア効果）があります。食べると体調の悪くなる物質を甘い液体に入れてラットに与える実験では、それを飲んだラットは甘い液体を飲まなくなります。それは甘いものが危険な物質として記憶され、生存するために避けることを学ぶと考えられています。これは一回の経験でも学習されることがあり、しかも長期間持続することもあ

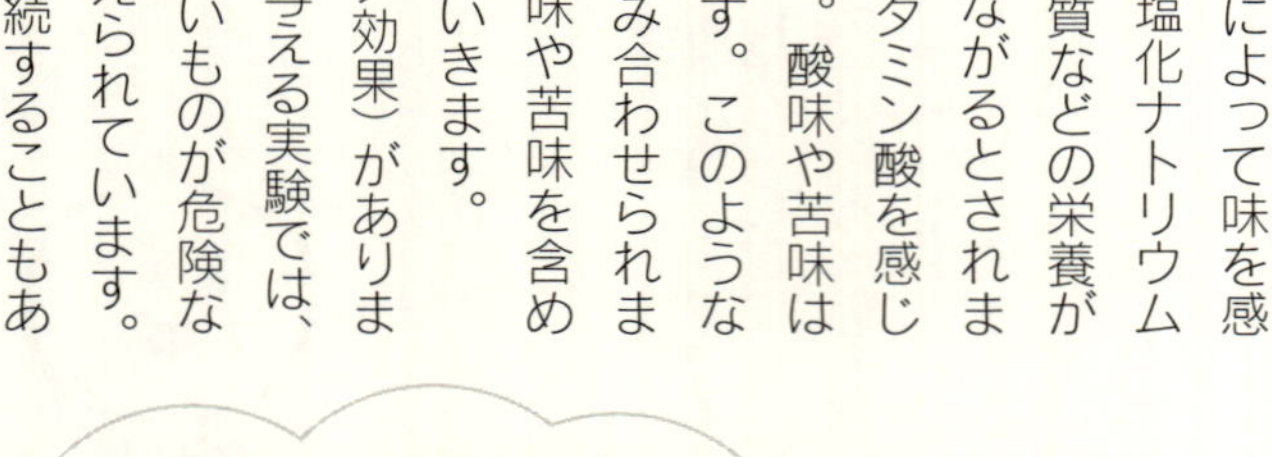
たった１回の嫌な経験で
食べられなくなる
こともあるんだ!!

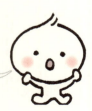

ります。特に経験の少ない食物においておこりやすく、反対に生きるために必要で慣れた食物ではおこりにくいとされます。すなわち経験から学ぶ食物の選択は、生体の防御行動の一つであり、動物の生き残りのための能力ともいえます。

子どもの頃の食事において、嫌な経験をすると食事を拒否するようになります。それは、たった一回のことでおこることもあるのです。乳児期では、離乳食を無理して食べさせようとして、食事の拒否につながることがあります。また小学校の低学年で嫌いなトマトが給食で出て、無理して食べようとして嘔吐し、それ以降給食どころか学校にもしばらく行けなかった子もいました。たった一回の経験が大きな影響をおよぼすことさえあることを認識しなければなりません。

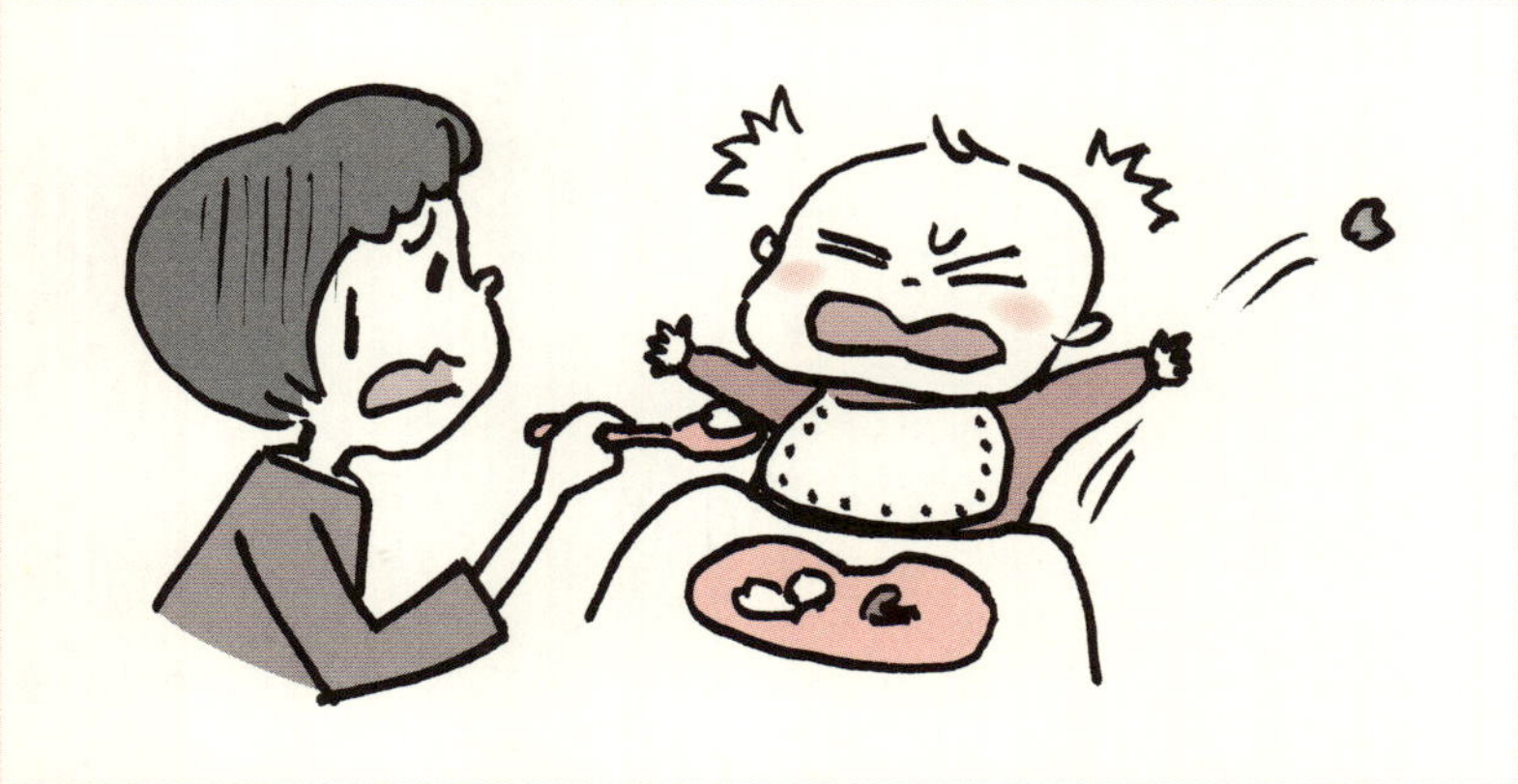

図　味覚の嫌悪学習
嫌な経験のある食物では胃が膨れ、むかつきがおこる。

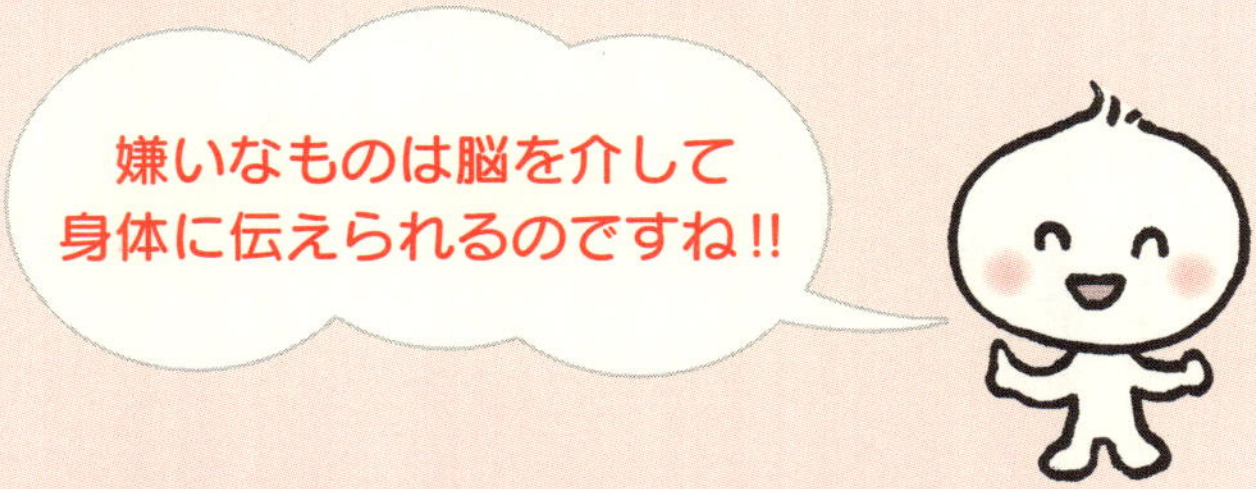
嫌いなものは脳を介して
身体に伝えられるのですね!!

嘔吐の繰り返しは食べる意欲を失わせる

一回の嘔吐でも、その食物を嫌いになることがあります。まして嘔吐を繰り返すことは大変に不快で苦しいことです。このようなことが繰り返されることにより、食べることを嫌がるようになります。

乳児期早期には、溢乳といわれる状況がみられることがあります。溢乳は、乳汁を飲んでしばらくすると、口角よりダラダラと乳汁を出す状況です。個人差はありますが、多くは1歳頃までに消失します。腹這いやハイハイをする年齢では、腹部が圧迫され溢乳しやすくなります。赤ちゃんの乳汁の飲みすぎも考えられます。また「ゲップ」とともに吐いてしまうことがあります。ゲップのあとでも溢乳することもあります。赤ちゃんが溢乳をおこしやすい理由は、食道や胃の構造が関係し、下部食道括約筋（胃の入口部）の発達が未成熟なためと考えられます。胃の形状が直線的であり容量が小さいことも原因の一つです。

溢乳は、ミルクの飲ませ方で改善できることもあります。哺乳してすぐに横になると乳汁が胃から食道へ逆流し吐きやすくなります。姿勢の変換が刺激になり、吐いてしまうこともあります。授乳のあと、縦抱きして赤ちゃんのペースに合わせ背中を軽くトントンとして「ゲップ」をさせるだけでも、溢乳を防げることもあります。哺乳瓶の場合、哺乳時に空気を一緒に飲みこむと溢乳につながるので、姿勢や哺乳瓶の角度に注意してなるべく空気を飲まないようにします。乳汁の量が多く、飲み過ぎた分が胃から押し戻されていることもありますので、少し量を減らしてみることも一つの方法です。

吐乳や溢乳しやすい赤ちゃんの場合は、縦抱き、授乳用クッションなどを使用し、上体を少し上げて哺乳することで吐くことを防ぎます。

しかし、嘔吐にはそれぞれの原因があるので、原因に応じた対応が必要です。哺乳後に噴水のように吐き、苦しそうだったり、ぐったりしている場合は、特別な疾患による嘔吐の可能性があります。先天性肥厚性幽門狭窄症、脳炎、髄膜炎、嘔吐下痢症などが考えられるときは、それぞれ疾患の治療が必要です。また慢性の基礎疾患と関係し、胃食道逆流症、呼吸障害、経管栄養などにより嘔吐を繰り返す場合は、その対応が必要です。いずれの原因による嘔吐であっても赤ちゃんは不快であり、繰り返す嘔吐は食事への意欲に影響するので、なくすことが必要です。

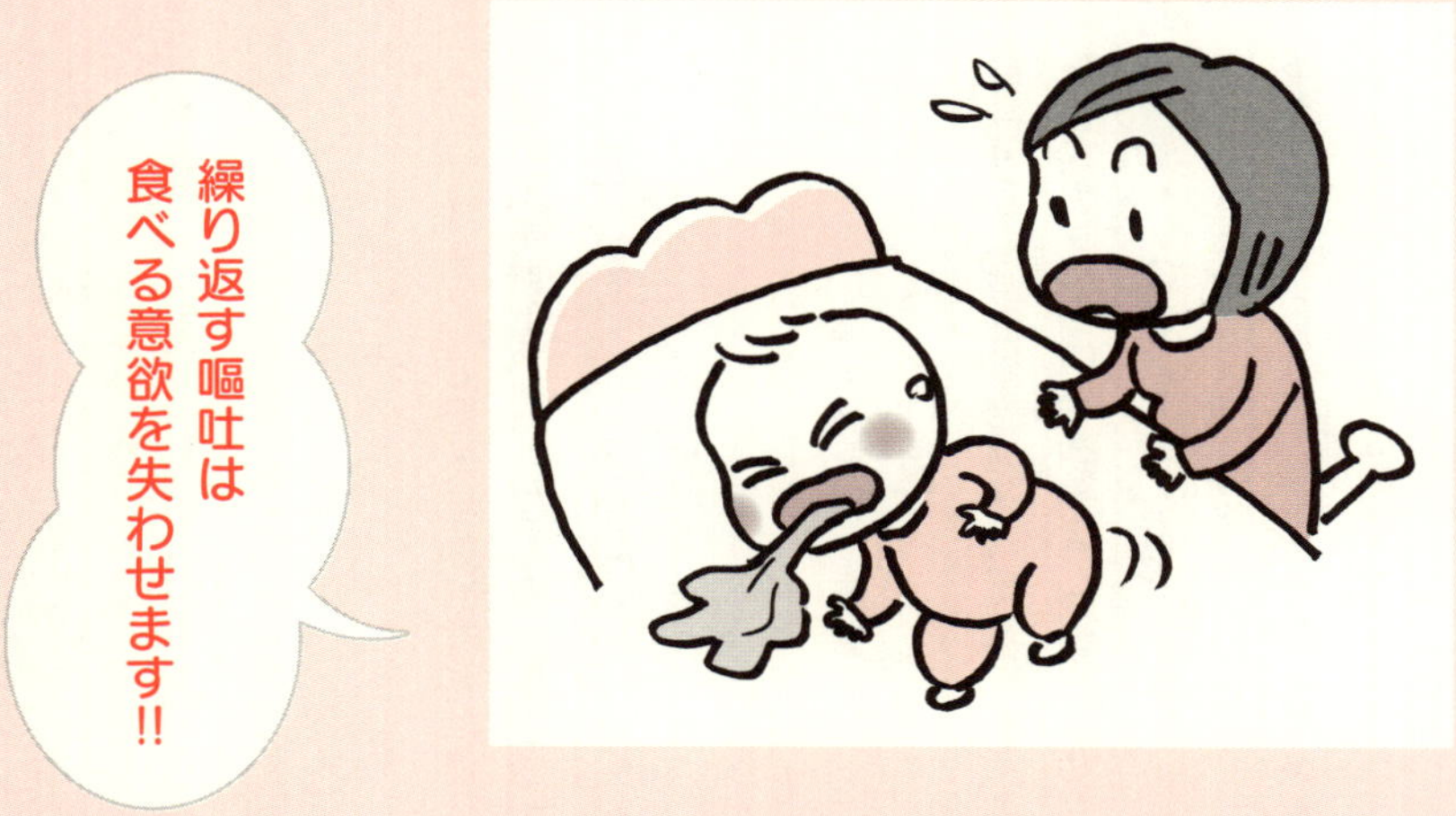

乳幼児期の経験はその後の食行動につながる

赤ちゃんが乳汁以外を食べ始めるときは、すべての食物は未経験のものであり、それらは用心すべきものとして認識すると考えられます。最初は警戒して少し口にするところからはじまり、徐々に安心で安全なものの範囲を広げて行くことが乳幼児期の食行動の発達です。色々なものを手でつかみ口に運び、なめ、噛むことにより確認し、それらの経験により食物を区別し学習します。安全を確認し、警戒心がとれると食事の範囲が広がりますが、食物の摂取時に不快な経験をすると、食物や食事を嫌いになることがあります。

子どもは経験のなかから学び、それは次に引き継がれます。小さい頃の経験は、年齢を重ねても匂いや感触まで思い出せます。そして大人になっても子どもの頃の経験が残ります。

カルガモが卵から生まれて最初にみた動くものを、親と認識することを刷り込み現象といいます（**図**）。食事に関しても刷り込み現象があるとされ、小さい頃に食べた食物の味や匂いや感触などが記憶のどこかに残ります。乳幼児期に繰り返し食べた食物の匂いや味や感触は刷り込まれ、大人になってもその感覚を覚えています。

反対に幼少時に同じ味や食形態のものばかり食べていると、それに親和性をもち他のものを嫌うこともあります。乳幼児期に病気などで長期間にわたり同じものばかり食べさせられた子どもや口から食べることができなかった子どもにみられます。そのような子どもでは、３歳頃に食べられるようになっても食事の種類や内容が広がらないことがしばしばあり、早期からなるべく色々な味覚や触覚を経験することが大切といえます。

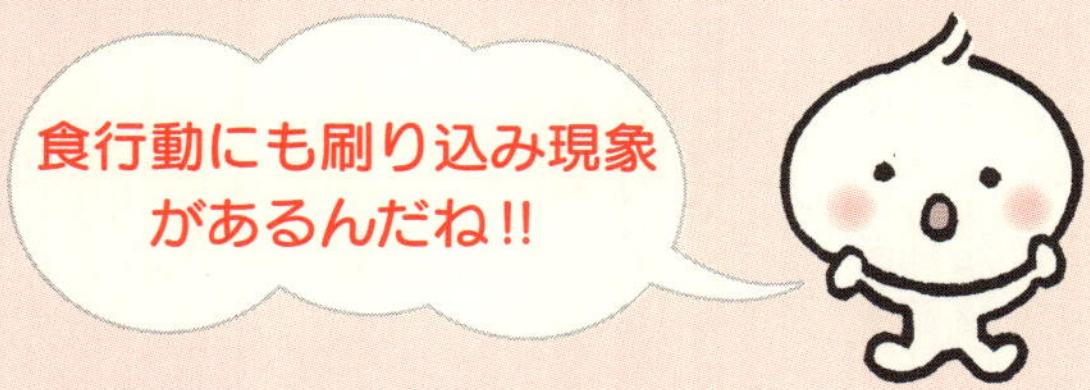

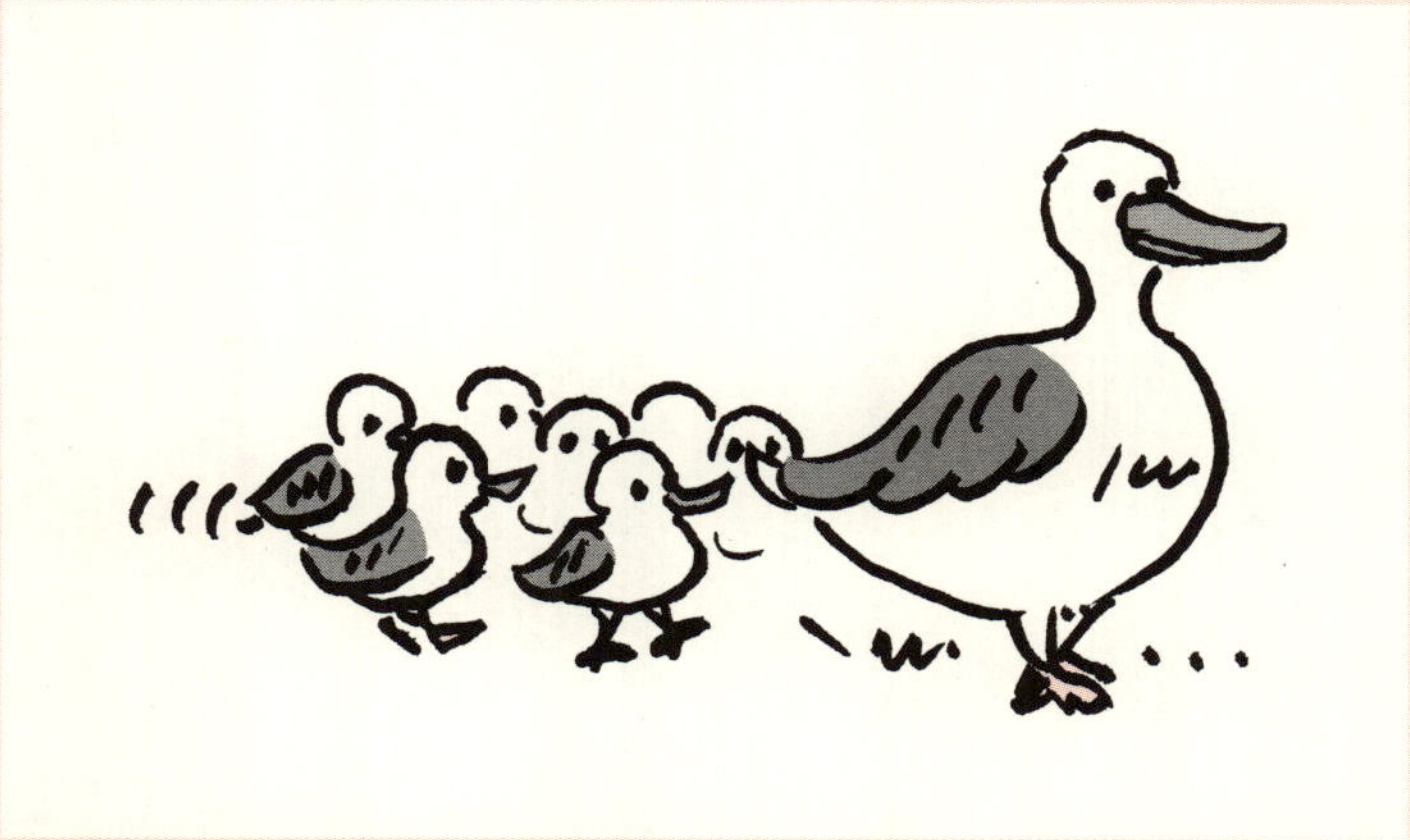

図　刷り込み現象（カルガモ）

保護者が子どもの食事で困ること

一般に偏食は、特定の食品に対して極端な好き嫌いを示す場合をいいます。子育てにおいては「偏食する」「むら食い」「遊び食べをする」などの食事に関する多くの悩みが聞かれ（**図**）、その対応は育児雑誌などでもしばしば取り上げられています。一方でこのような食事に関する情報が、保護者に細かなことを気にさせて不安を生じさせることもあります。

たとえば、子どもにはむらなくバランスのよい食事をとらせることが望まれます。しかし、それは難しいことです。バランスのよい理想的な食事を考えて、親が頑張って食べさせようとすると、子どもは食事を苦痛に感じ、親子関係を悪化させることもあります。

食事に関する相談で偏食が多い理由は、栄養不足やバランスの悪さからおこる成長、発育不良や社会生活への影響を気にしてのことです。しかしほとんどの偏食は、成長、発育に大きな影響がない程度のことです。むしろ親が不安になることや神経質になることが問題です。

偏食の成因は、素因と経験の両方があります。素因として、苦味や酸味は生まれもって苦手な味といえます。また、自閉スペクトラム症による偏食は自閉スペクトラム症の主要症状の一つとしてあげられます。経験としては、ある食物を食べたときの吐き気や嘔吐から、それ以降その食物が嫌いになることがあります。親が子どもに野菜などを栄養バランスよく食べさせようとすることも場合によっては嫌な経験になります。

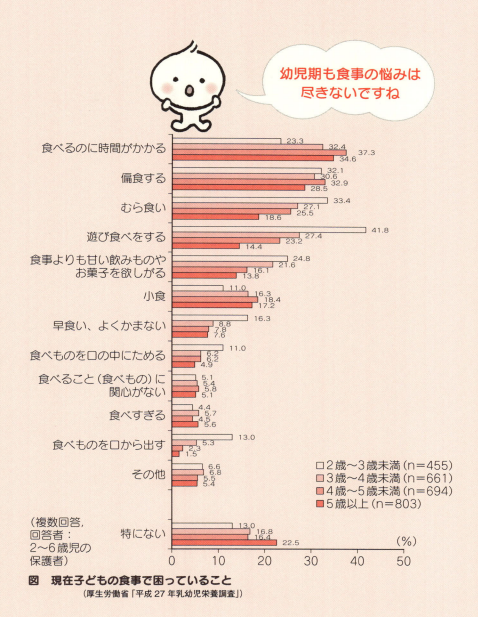

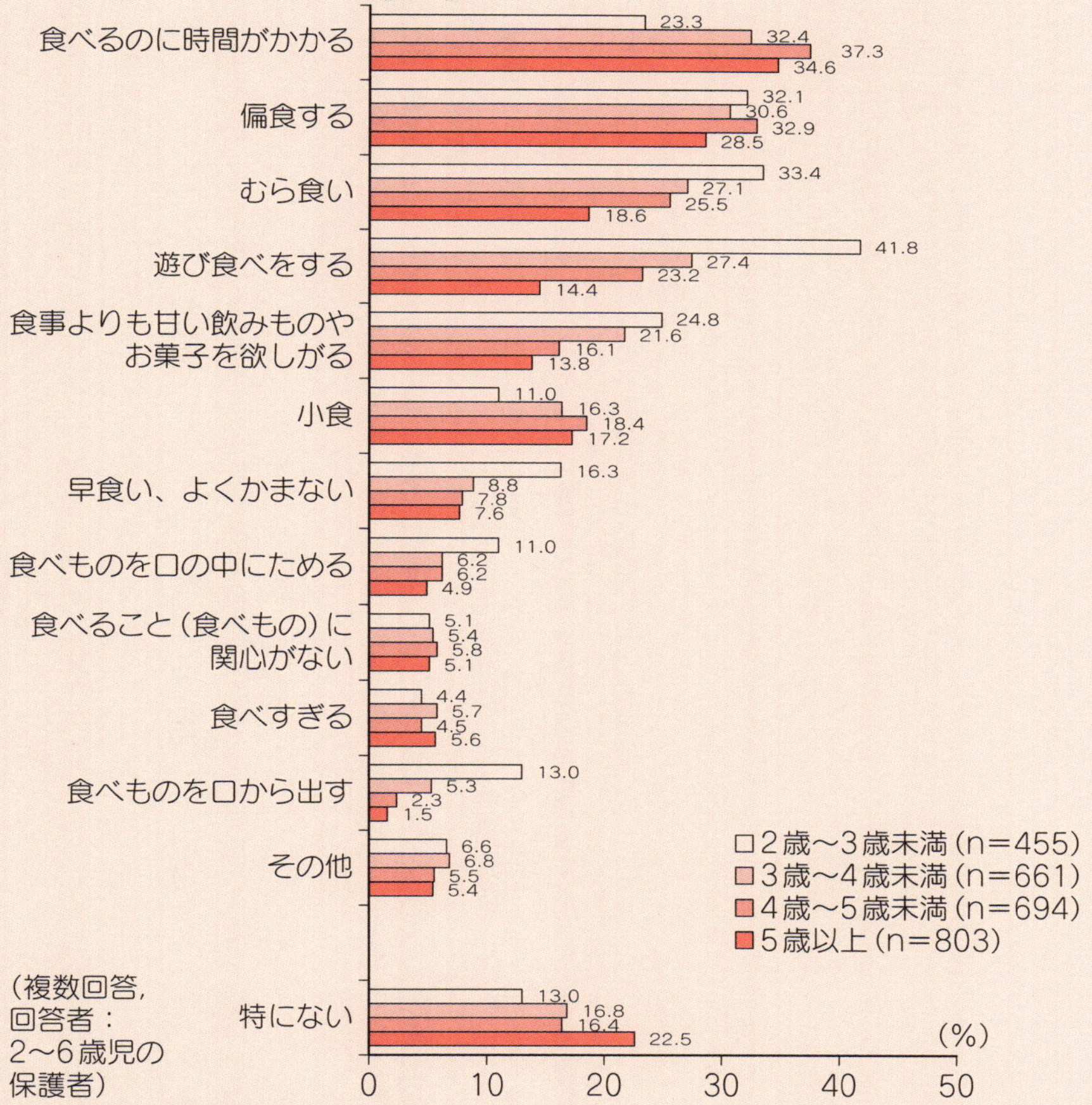

図　現在子どもの食事で困っていること

（厚生労働省「平成27年乳幼児栄養調査」）

このようなことが重なり、いつのまにか特定の食物が嫌いになります。しかし、通常みられる偏食はいくつかの食物を嫌う程度であることが多く、偏食のために栄養不足になり特別な栄養補完が必要になるような場合は例外です。

また、保護者が困ることとして、遊び食べも多くあげられます（**図**）。これは食物を手づかみでもつことも含まれることもありますが、子どもの興味や行動範囲が広がり、食物や食器に触れて遊ぶことは、一人で上手に食べられるようになる食行動の発達過程です。そのため、手や周囲が汚れるからと保護者が気にしすぎると、自分で食べる行動の獲得を阻害することもあります。手づかみ食べは、食物を目で確かめ指でつかんで口に運び入れるという運動機能だけでなく、感覚入力を含めて食行動の発達全体で重要な役割を担います。

むら食いもよく保護者の心配事としてあげられますが、食欲にむらがあるのは当然のことです。ある程度の期間でみると、栄養不良になるほどのことは少なく、多くは必要なエネルギーや栄養素を摂取しています。むしろ食欲の変化は、子どもの体調の目安となります。

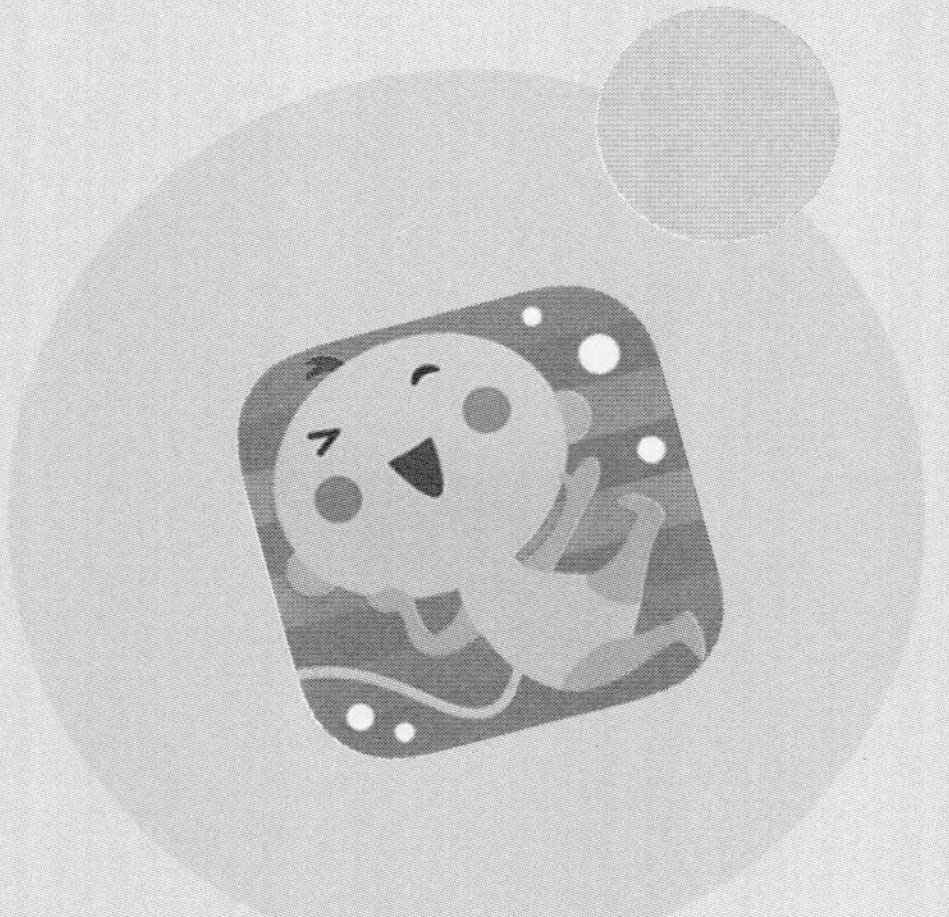

偏食にどのように対応するか

子どもの偏食や摂食障害の対応は、食行動の発達を理解したうえで、年齢や問題に応じて考えます。偏食の一般的な対応としては、生活のリズム、食べることへの興味、雰囲気の整備、集団での体験をすることなどがあげられます。子どもの食物の好き嫌いは一定せず、食べるようになったかと思うとほかの食物を嫌がることもあり、ある時期に食べなくても次第に食べるようになることも多くみられます。別の日にしたり食材や味や調理を工夫する、子どもに体験させるなどして受け入れを促します。乳幼児期は味が嫌いでなくても食べにくい食物は嫌がることがあります。

嫌いな食物を決めつけずに進歩があり克服できたら褒めるようにします。子育てや発達の支援と同じように、好ましくない行動に注目せずに好ましい行動を褒め、自尊心を高めるような対応を行います。しかしながら、このような偏食に対する一般的な対応を試みているつもりでも上手くいかず、保護者が苦労しているのが実際です。

子どもが食べようとしないときは食事の原点に戻り、食事を楽しい時間にすることです。子どもの年齢やそれまでの経験により具体的な対応は異なりますが、食事が楽しい時間になっていない場合は、その状況に応じて楽しい時間にする方法を考えます。まずは無理に食べさせようとしないことから始めます。子どもが嫌がる状況で目を閉じて、鼻をつまみ、頑張って飲み込んでも次につながらず、子どもは次回から何とか避けようとします。

頑張っていろいろな食事を作り食べさせようとすることは、お互いのストレスになります。それをやめて食事を楽しい時間にすることを心掛け、子どもの食べたい気持ちを引き出します。それは食事の時間に遊びを入れることではなく、子どもが食事を楽しめるようにすることです。

具体的な対応として、生後6か月頃の子どもは手づかみ食べをさせることが自分で食べる行動を引き出すことにつながるので、離乳が進まないということを含めた多くの問題が解決します。手づかみ食べは目と手と口の協調運動の向上につながり、強要しないことが食事を楽しい時間にします。12か月頃の子どもは、それぞれの行動を見守り、自主性を尊重し、自由に食べさせます。食行動の発達には子ども自身が偏食などを意識していない年少時の食事の経験が大切であり、その後の食生活にも大きくかかわります。2歳頃になるとそれまでの経験の影響が大きくなりますが、好き嫌いを気にせずに食事を楽しい時間とすることは同じです。このようなことが自分で食べる意欲を育て偏食を少なくします。さらに理解が進んだ年齢になると、自分で苦手な食物に挑戦しようという気持ちを引き出し、そしてその挑戦を支援します。

表　偏食・摂食障害の成因

素因	味覚（苦味、酸味）、気質、自閉スペクトラム症	
経験	食事に関する不快な経験	離乳のつまずき（食事の無理強いなど）
		基礎疾患、合併症（呼吸障害、心疾患など）による体調不良
		繰り返す嘔吐、吐き気（過剰な食事、胃食道逆流症）
		食中毒
	食事以外の不快な経験	医療処置や検査による苦痛（吸引、消化管造影検査、内視鏡検査）
		経管栄養（注入の過剰、満腹時の注入、カテーテルの挿入など）
	乳幼児期の経験	自分で食べる経験の不足 同じものばかりの食事経験

2編

子どもの摂食嚥下障害

子どもの摂食嚥下障害の理解

今まで述べてきた食行動や摂食嚥下機能の発達が、摂食嚥下障害を理解するための基本になります。子どもの食行動の発達の理解は、摂食嚥下障害のある子どもをみることに不可欠であり、逆に摂食嚥下障害の子どもについて考えることは定型的な摂食機能や行動の発達の理解に役立ちます。そのようなことをもとに、摂食嚥下障害のある子どもについて考えてみましょう。

食べる機能の発達と障害は、年齢により哺乳期、離乳期、幼児期に分けられます。離乳期がもっとも変化の大きい時期であり、幼児期までに成人に近い状況になります。重要なことは、乳幼児期の経験がそれ以降の摂食嚥下機能に大きな影響を与えるということです。それは、学童期の摂食嚥下障害も乳幼児から考える必要のあることを意味しています。子どもの摂食嚥下障害においては、遅れながらも通常の発達過程をたどる場合と、機能障害により特有の発達を示す場合があります。いずれの場合も正常の発達過程を知ることが大切になります。

また、摂食嚥下障害は細かい部分ばかりみていては適切な支援ができません。楽しく気持ちよく感じる食事や食物は摂食嚥下機能を上げます。食事は脳で食べることを理解したうえでの対応が重要です。

生体にとって大切なことは、栄養や成長などの生命の維持や誤嚥防止などの安全の配慮になりますが、食事を楽しむことはそれにもまして重要になります。食欲や生活や環境はすべての土台となり、それらを考慮したうえで細かな摂食嚥下機能を考える必要があります（**図**）。

表　生体にとって食べることは

欲求満足：食欲、楽しみ、社会性・コミュニケーションなど
生命維持：栄養、成長、発達、健康…
生体防御（安全）：誤嚥、危険物（中毒、腐敗）など…

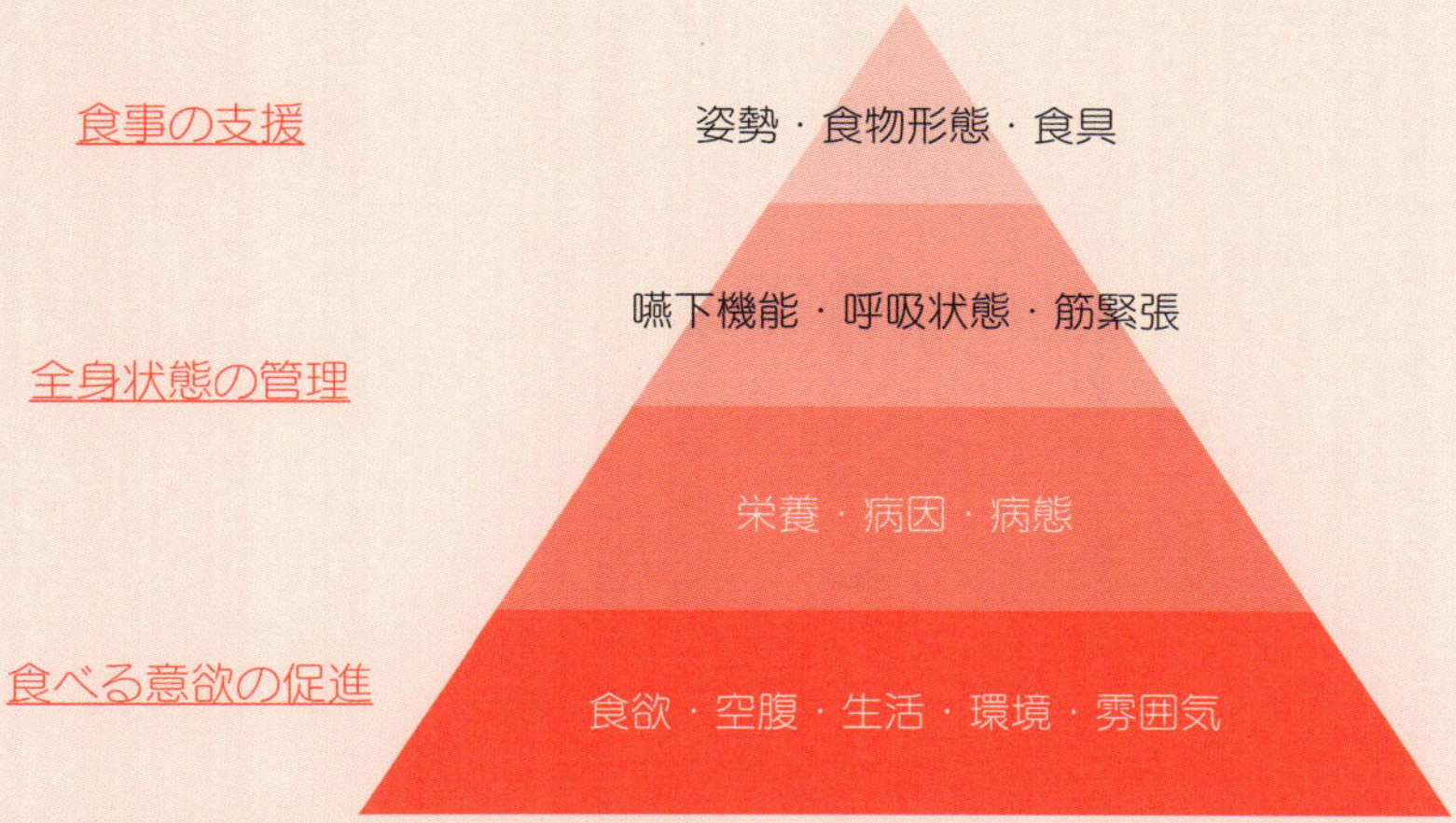

食事の支援
姿勢・食物形態・食具
嚥下機能・呼吸状態・筋緊張
全身状態の管理
栄養・病因・病態
食べる意欲の促進
食欲・空腹・生活・環境・雰囲気

図　摂食嚥下障害を考えるための基盤

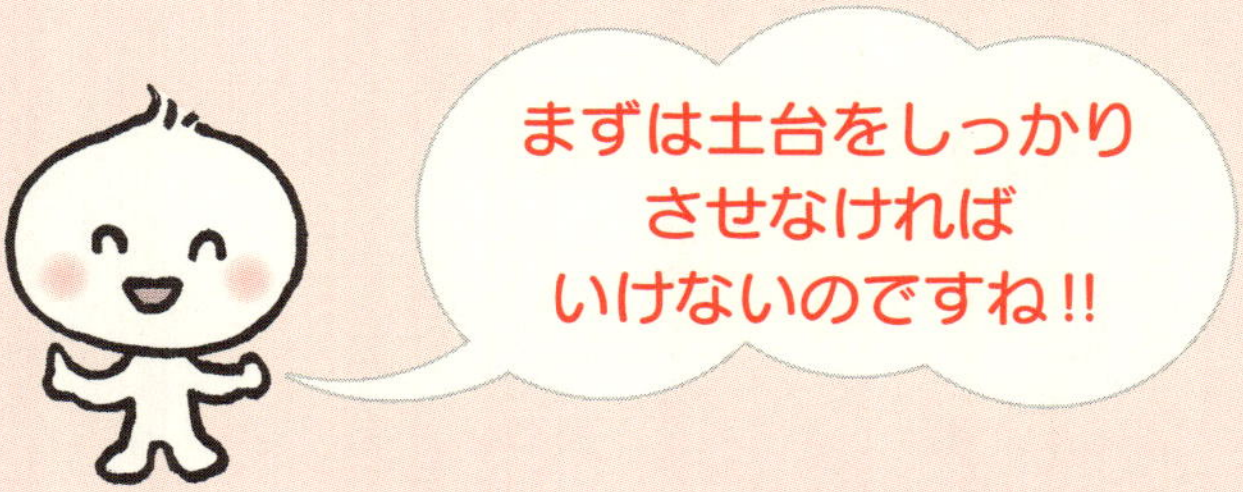

まずは土台をしっかり
させなければ
いけないのですね!!

子どもと大人の摂食嚥下障害は異なる

子どもを対象に始まった摂食嚥下障害への対応は広く高齢者にも受け入れられ、今では摂食嚥下障害は成人を中心に話されることが多くなりました。成人と子どもは共通点もありますが、むしろ相違は大きく、その違いを理解することが大切です。

発達・成長期：子どもの摂食嚥下障害は、発達・成長の途中でおこるということが最大の特徴です。成人では現在の摂食嚥下機能の維持もしくは元の機能への回復が目標となりますが、子どもは発達を促すことが必要です。特に乳幼児は、新しい経験を積み日々成長します。学童期以降でも、現状維持ではなく能力を引き出すことが必要です。

栄養と成長：発育期の子どもは、身体の維持と成長のための栄養が必要となり、栄養摂取量・バランス、ビタミン・ミネラルや微量元素などを考えた対応が求められます。しかし、基礎疾患や合併症のあるときの適切な栄養量の推定は、容易ではありません。

基礎疾患・合併症と全身状態：すべての摂食嚥下障害で、基礎疾患や合併症・全身状態を考慮することが必要です。基礎疾患として、口腔形態や嚥下に関与する中枢・末梢神経の問題などがあります。さらに、感染症や呼吸障害や心不全などは摂食嚥下機能に大きく影響します。そして日々変わる全身状態を評価できることが、摂食嚥下障害の対応に必要です。

軽症から重症児まで：子どもは、好き嫌いなどの軽い問題から重症心身障害児で経管栄養が必要な場合まで、幅広い問題を抱えます。重症度と予後を考慮した対応を計画する必要があります。

子育てと生活：子育てのなかでおこる摂食嚥下障害の対応は、育児全体に関わります。食べることは生活の中心であり、コミュニケーションや社会性などの獲得に重要です。保護者にとって食べさせることは育児の中心であり、それがうまくいかないことは育児、さらに親子関係においても強いストレスになります。

摂食嚥下障害がある場合は、正常発達と同じ過程で進みませんが、前編に書いた正常発達を考えることが支援を考える助けになります。例えば、自分たちがおいしいと感じる食事を考えることにより、楽しく食べることを見直すことができます。

表　子どもの摂食嚥下障害の支援のために必要な基礎知識

子育てと生活
発達・成長
栄養
母乳、哺乳、離乳
基礎疾患と合併症
口腔の解剖・機能とその発達
摂食嚥下機能の障害

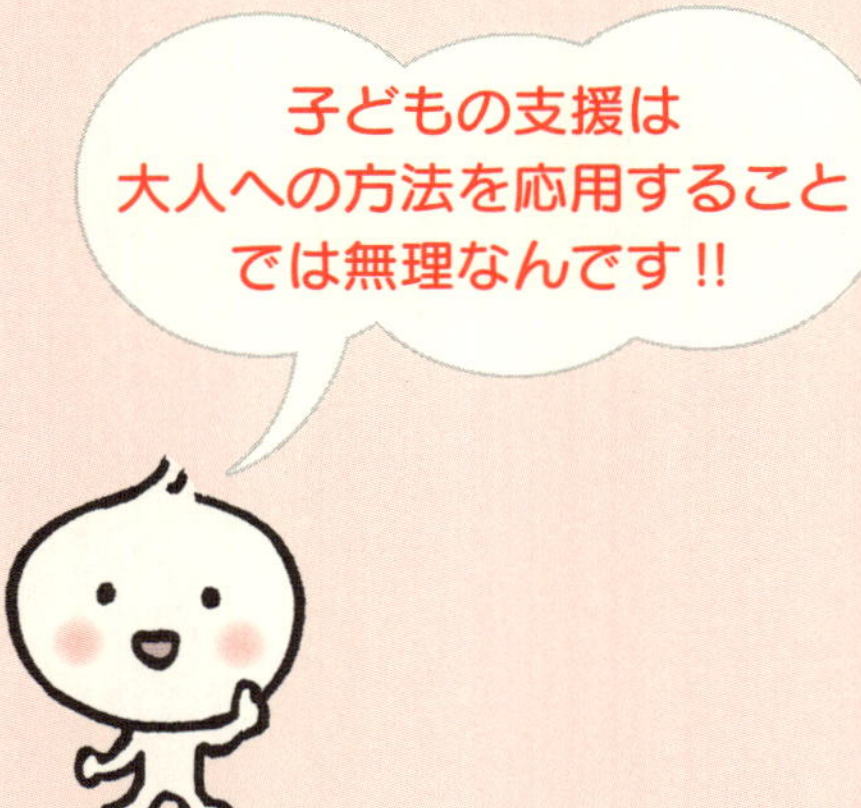
子どもの支援は
大人への方法を応用すること
では無理なんです!!

摂食嚥下障害の重症度により目標と支援が異なる

摂食嚥下障害は、乳児期からの支援と対応が必要です。そのためには、重症度を評価し、適切な目標を設定することが大切です。

摂食嚥下障害の重症度は、現在の状況ではなく、今後の見通しを含めて考えることが支援につながります。その予測は、「自分で食べられる」「介助して食べさせてもらう」「全量の経口摂取ができないと考えられる」に大きく分けられます（**表**）。これは特別な検査をしなくても、子どもの観察だけで多くの場合で可能です。

観察による評価のポイントは、病歴や発達評価に加えて唾液処理の状況や指やおもちゃを自分でなめることができるかです。自分で唾液の処理ができ、指しゃぶりやおもちゃをなめることができる子どもは、口唇閉鎖ができ、自分で食べることができる可能性が高いといえます。唾液の処理や呼吸に大きな問題はないけれども、運動機能障害により手を口にもっていけない子どもは、食べさせてもらうことが必要になります。嚥下や呼吸の障害があり唾液の処理が十分できずに喘鳴が強い場合は、全量の経口摂取が困難である可能性が高くなります。

どのような場合でも、目標の一つは食事を楽しい経験にすることです。食べる量を増やすことが目標になっていることがありますが、そうではありません。食べることが楽しいと感じられることで、口の動きや消化管や脳の活性化を促し、結果的に食べる量が増えることにつながります。

誤嚥などのために食事を楽しめない状況が続く場合は、経口的な栄養摂取は難しいと考え胃瘻を考慮します。そのような状況でも一口、二口ならば味や香りは楽しめるかもしれません。それでも食事を楽しめないときは食事以外のことで生活を楽しむことを考えます。

個々においてはさまざまな状況があり、簡単に判断できない場合もあります。必要に応じて再評価をし、今後の目標と対応を考えることが大切です。

表　食行動の支援のための重症度の目安

	所見		目標	支援と対応
	口唇閉鎖 唾液の飲み込み	指しゃぶり おもちゃなめ		
軽症～ 中等症	○	○	自分で食べる ための支援	手づかみ食べ の促進※
中等症 ～重症	△～○	×～△	介助による 食事	上手な介助
重症	×～△	×	一部の経口摂 取～摂取困難	胃瘻など

※○はできる、△はある程度できる、×はできない。
　手づかみできるような食物（固形物）を与えることが必要。

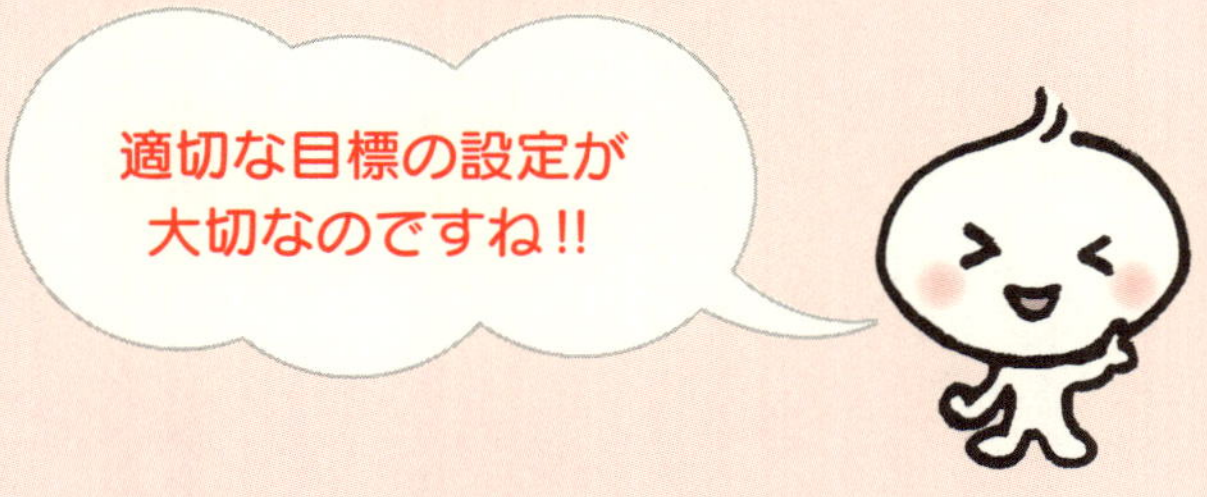

基礎疾患を理解して支援する

全身状態や体調はすべての子どもにおいて重要であり、そのためにはそれぞれの摂食嚥下障害の基礎疾患と病態を理解する必要があります。

低出生体重児、**早産児**は、吸啜力が弱く、嚥下の協調も未成熟であるため、出生後しばらくは経口摂取が困難です。

解剖学的な構造異常は、呼吸障害の合併とも大きく関わります。唇裂だけでは摂食嚥下障害にならないことが多いのですが、口蓋裂はしばしば吸啜障害につながります。Robin シークエンスやTreacher-Collins 症候群等の小顎症を伴う疾患は、呼吸障害とともに摂食嚥下障害の頻度が高くなります。

大脳、小脳等の中枢神経の障害により、摂食嚥下に関わる神経・筋の麻痺や協調運動障害により摂食嚥下障害がおこります。摂食嚥下に関わる**脳神経（V、Ⅶ、Ⅸ、Ⅹ、Ⅻ）**や嚥下に関わる領域の**筋**の障害では、筋力や筋緊張低下により嚥下障害がおこります。

感染症、中枢神経疾患、心疾患、呼吸器疾患などにより**全身状態**が悪い状況では、摂食嚥下機能に影響が出ます。

精神・心理・行動の問題としては乳幼児食行動発達障害、拒食、経管栄養による栄養過多、自閉スペクトラム症に伴う食行動の問題、極度な好き嫌いなどがあります。

その他として、口内の乾燥や痛みにより摂食嚥下障害がおこります。睡眠薬などで意識が低下すると食に対する意欲が減退します。

それぞれの基礎疾患は摂食嚥下障害に関与するので、主治医の関わりは不可欠です。特に呼吸障害や栄養・誤嚥などの問題の対応においては、主治医との連携が必要です。基礎疾患への対応を優先するべき場合と基礎疾患と摂食嚥下障害の対応の両方を同時に推進するかどうかの判断が必要になります。

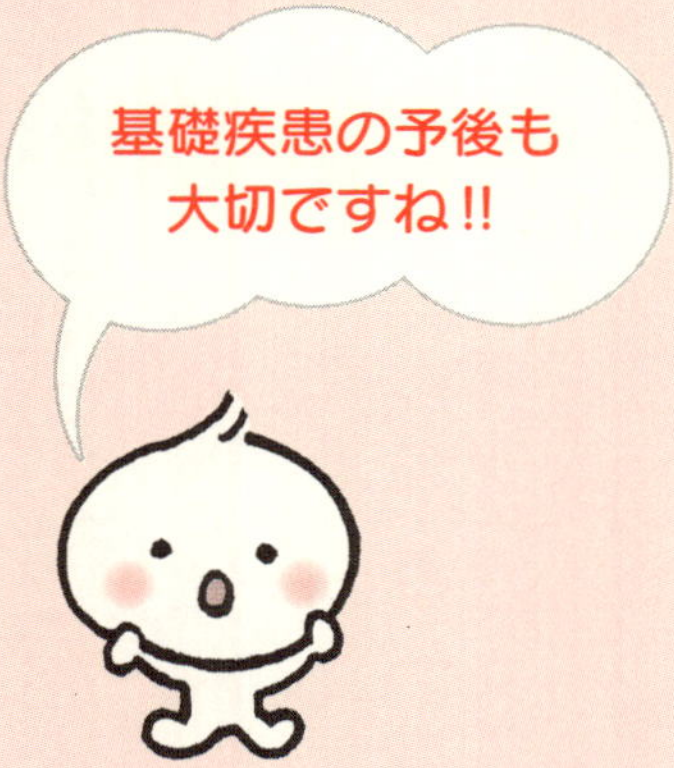

表　小児期の摂食嚥下障害の原因となる疾患

1．未熟性：早産児、低出生体重児
2．解剖学的な構造異常：唇裂・口蓋裂、小顎症（Robin シークエンス、Treacher-Collins 症候群など）
3．中枢神経、末梢神経、筋障害：脳性麻痺、脳形成不全、染色体異常・先天異常（Down 症候群、Cornelia de Lange 症候群、4p-症候群、Costello 症候群、Prader-Willi 症候群など）、低酸素性虚血性脳症など、脳幹障害、脳神経（V、VII、IX、X、XII）障害、Werdnig-Hoffmann 病、進行性筋ジストロフィー、筋強直性ジストロフィー、先天性ミオパチー、薬剤・中毒症
4．咽頭・食道機能障害
5．全身状態：感染症、心疾患、呼吸器疾患など
6．精神・心理・行動障害：乳幼児食行動発達障害、自閉スペクトラム症、好き嫌いなど
7．その他：口内乾燥（Sjögren 症候群、薬剤性）、歯肉口内炎、薬剤・中毒症（ボツリヌス毒素、筋弛緩薬）など

全身状態や合併症が摂食嚥下機能に影響する

摂食嚥下機能は全身状態に大きく影響され、その機能を引きだすためには、体調がよいことが前提になります。そして、子どもは体調がよくなければ食べようとしません。特に呼吸障害や繰り返す嘔吐は食行動を阻害します。そのため、基礎疾患や合併症等の理解が必要です。また、ストレスのかかる状態でもその反応が変わってしまいます。さまざまな要素で摂食嚥下機能は変わるので、そのようなことを把握したうえでの摂食嚥下障害の評価を行わなければなりません。

基礎疾患や全身状態（呼吸、嘔吐、循環等）に対応するべきことがあれば、まずその対応を行ったうえで摂食嚥下機能を評価する必要があります。呼吸状態が悪い状態で摂食嚥下機能を評価すれば、呼吸の影響を受け摂食嚥下障害は過大に評価されてしまいます。そのような場合は、呼吸状態が改善したときに再評価を行います。

全身状態の摂食嚥下機能に対する影響を簡易的にみるためには、まず子どもの発達や行動を観察することです。唾液の処理ができるか、口唇閉鎖ができるか、指しゃぶりや玩具なめができるか、食物に対する興味があるか、どのような姿勢ならば呼吸が楽であるかなど、観察だけで評価できることがたくさんあります。また気分により反応が異なるので、機嫌の悪いときなどでは1回で評価しようと思わないことも大切です。次に、診察や実際に食べさせてみることになります。診察による評価は子どもが嫌がることも多く、実際には本来の能力を発揮しないこともあります。そして、全身状態や合併症への精査や対応を優先すべきときもあります。

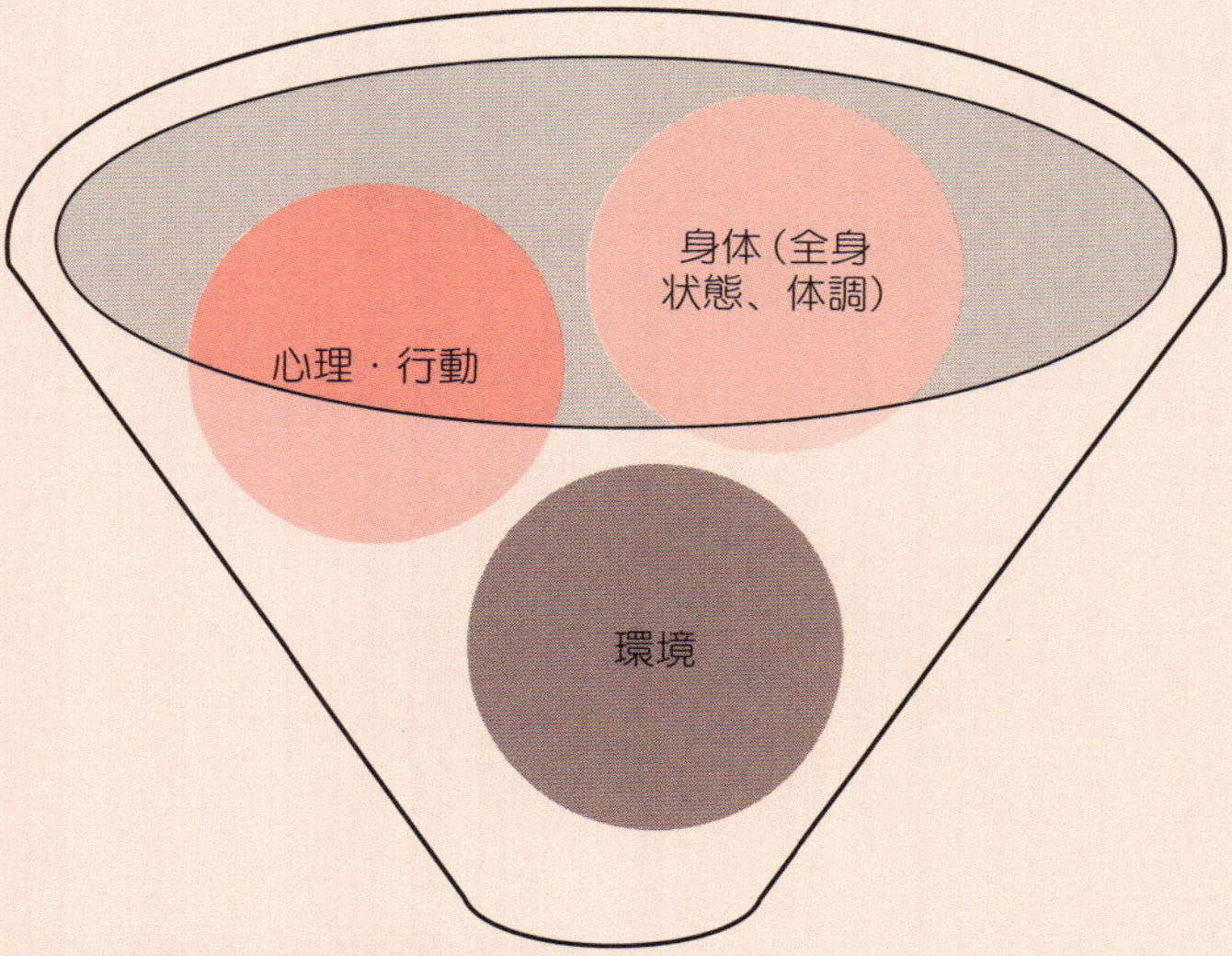
身体（全身
状態、体調）
心理・行動
環境

図　毎日変化する摂食嚥下機能

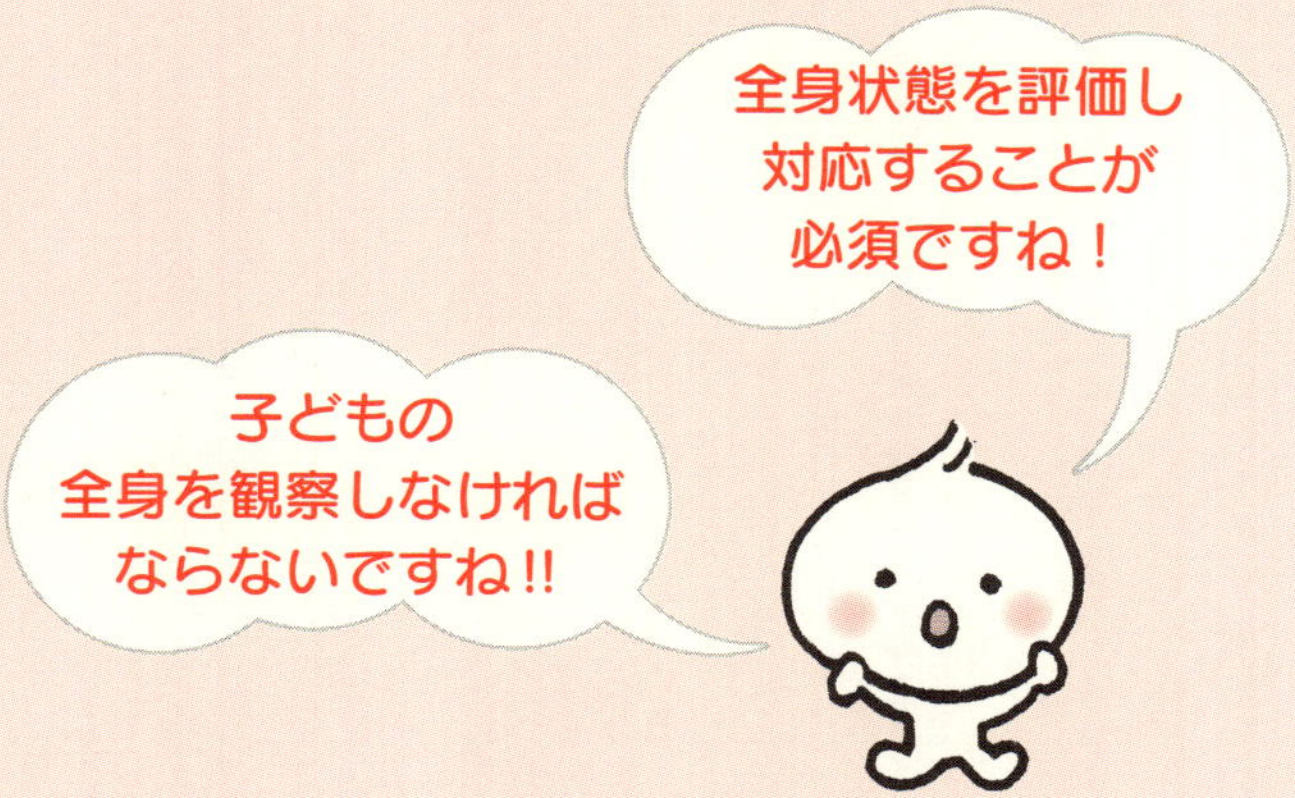
全身状態を評価し
対応することが
必須ですね！
子どもの
全身を観察しなければ
ならないですね!!

乳児期からの支援が大切

摂食嚥下障害のある子どもへの支援は、なるべく早い時期から行うことが勧められます。まだ経口摂取を開始できずに経管栄養を行っている場合も同様です。経管栄養は新生児期から開始されることが多く、親（保護者）への説明が最初の対応といえます。早産児や新生児期早期の哺乳障害は、摂食嚥下機能とかかわりの大きい基礎疾患や全身状態への対応の説明に加えて、飲めないことの不安をやわらげる説明が必要になります。

早期対応は、親には栄養摂取や食べる行動や機能をわかりやすく説明することになります。それは、後の支援や対応の土台になります。具体的な摂食嚥下障害への支援は、急性期を過ぎて全身状態が落ち着くなかで計画を立てます。早期の支援は訓練や介入を行うことではなく、育児や生活のなかで行うようにします。

早期からの支援のポイントは、①哺乳障害の状況（原因や病態）の理解、②哺乳機能の評価、③口を使うことが楽しいという感覚を育てることにあります。そのためには、栄養摂取量の設定が大切になります。

新生児期の基礎疾患や全身状態が安定したのに中等度以上の摂食嚥下障害を抱える場合は、退院時に経管栄養が必要になる場合があります。経管栄養を必要とする場合は、実施方法の習得と栄養管理の手技が優先されがちになりますが、食べることの楽しさを感じる行動を引き出すことが大切です。

このことが後の摂食嚥下機能の獲得につながります。重症度によって対応は異なりますが、自分で食べる意欲と楽しく食べる気持ちを育てるという基本的な考え方は同じです。

保護者への支援と子どもの支援は一体ですが、その中心は子どもにあります。乳児の気持ちや行動を考えることは難しいように思われますが、子どもの食べたい時に食べたいものを介助者が素直に感じとればよいのです。そのためには食事だけではなく子どもの日常生活を含めた行動全体から考えることが必要になります。

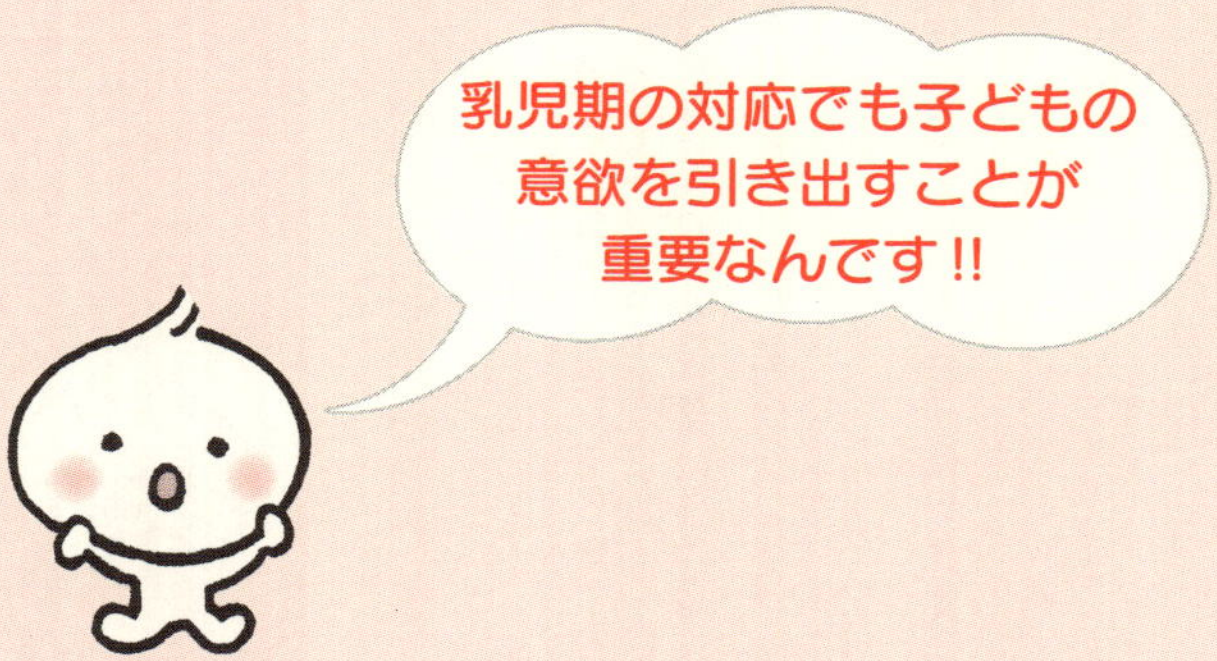
乳児期の対応でも子どもの
意欲を引き出すことが
重要なんです!!

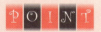

0歳からの摂食嚥下機能への対応

摂食嚥下機能療法・訓練の
早期開始ではない!!

図　摂食嚥下障害に対する早期からの対応とは

POINT

早期からの対応は重要ですが、嫌がらないようにすること、栄養過多にならないようにすることが大切です

重症児の食事支援の目標も、楽しい食事

摂食嚥下障害のなかでも、経口摂取が難しいことも多い重症心身障害児について考えてみましょう。

重症心身障害児とは特定の疾患を示すものではなく、身体・精神機能的に基準が設けられています。大島の分類（**表1**）がよく用いられ、区分1～4を重症心身障害児といいます。重症心身障害児の原因は、脳性麻痺、神経・筋疾患など多岐にわたります。重症心身障害児は摂食嚥下障害を伴うことも多く、基礎疾患や合併症が関与します。そのため、重症心身障害児の摂食嚥下障害に関わる合併症について理解する必要があります。おもな合併症としては、呼吸障害、消化管障害（胃食道逆流症、便秘）、胸郭の変形や側弯、筋緊張の亢進・低下、不随意運動、けいれん、栄養障害（貧血、骨粗鬆症など）、睡眠障害などがあります。これらは摂食嚥下機能に影響し、また摂食嚥下障害がこれらの問題に悪影響を及ぼします。

楽しく食べるということは、障害のない子どもも重症児も同じですが、対応は異なります。誤嚥を伴う場合には、食事は楽しい時間にはなりません。そのような場合は、経口摂取により子どもの生活の質を下げてしまうことがあります。「なるべく経口摂取で」という考えは、口からの食事を楽しめることが前提となります。

重症心身障害児の対応においては、合併症も含めた総合的な評価が大切です。そのうえで、食べることの問題を把握し、その目標を立てます。目標は予後とも関係するので、予後の推測も大切です。

評価において誤嚥の有無は重要です。多少の誤嚥は咳やむせることでしっかりと喀出できれば経口摂取が可能ですが、それが嚥下性肺炎につながる場合は経口摂取が困難です。状態を総合的に把握したうえで、対応を考える必要があります。誤嚥が不可避な場合には、気管と食道を分離する誤嚥防止術（喉頭気管分離術、気管食道吻合術、喉頭全摘術）を行うこともあります。

表１　重症心身障害児の定義（大島の分類）

70-80	21	22	23	24	25
50-70	20	13	14	15	16
35-50	19	12	7	8	9
20-35	18	11	6	3	4
0-20	17	10	5	2	1
IQ／運動機能	走れる	歩ける	歩行障害	座れる	寝たきり

（1～4が重症心身障害児）

表２　重症心身障害児の誤嚥の特徴

不顕性誤嚥
呼吸障害（喘鳴・喉頭軟化）
胃食道逆流症
姿勢と緊張（体の変形）
年齢による嚥下機能低下

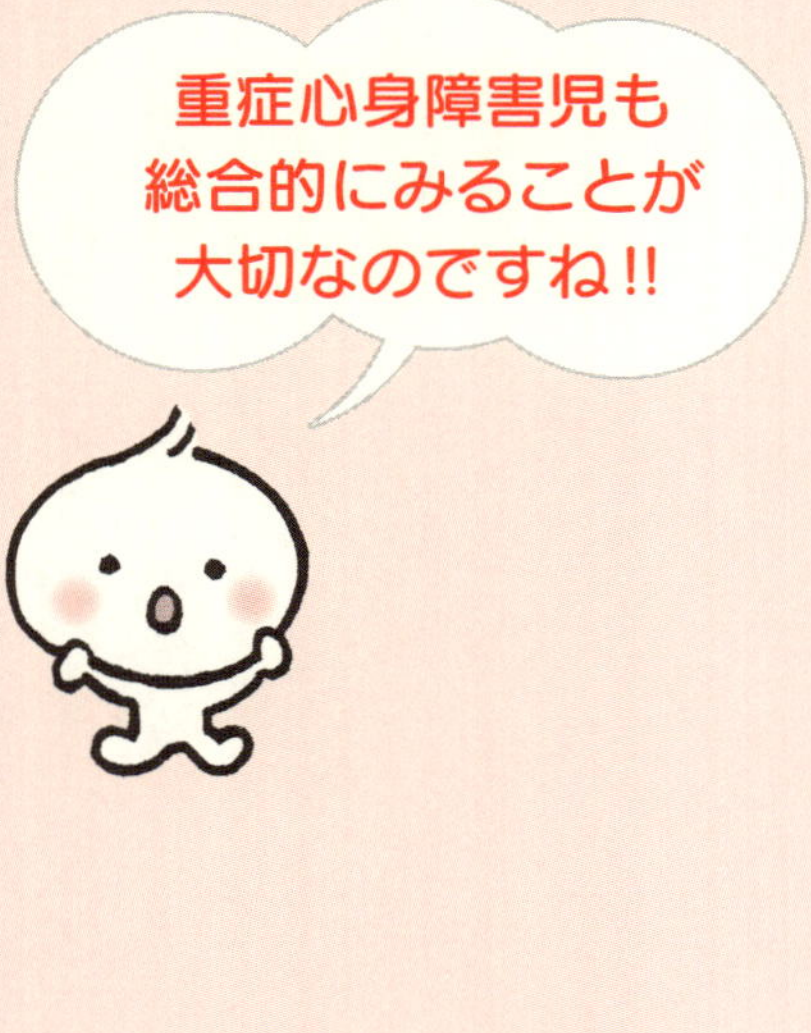
重症心身障害児も
総合的にみることが
大切なのですね!!

重症心身障害児に重要な呼吸障害

呼吸は体に酸素を取り入れ、二酸化炭素を吐き出すというガス交換を意味しています。その呼吸と嚥下は咽頭という共通の通路を使うため、むせることなく嚥下するには呼吸との協調が不可欠です。そのため、摂食嚥下障害と呼吸障害は切り離すことができません。そして嚥下障害に伴う誤嚥の予防は、誤嚥性肺炎などの呼吸器の合併を減らすことにつながります。

重症心身障害児は扁桃肥大（アデノイド、口蓋扁桃）、舌根沈下、喉頭軟化症、胸郭の変形などの合併による呼吸障害がみられます。呼吸障害の症状は、呼吸数やリズムの異常、喘鳴、努力性呼吸（肩呼吸、陥没呼吸）、口呼吸などの症状がみられます。呼吸障害や咽頭に分泌物が溜まりゼロゼロしている状況では、まず呼吸状態の改善の可能性を検討することが必要です。また、咳き込みやむせを伴わない不顕性誤嚥が存在することもあり、誤嚥による誤嚥性肺炎や無気肺も多くみられます。

さらに筋緊張、気道分泌物の増加、気管支喘息が関係します。分泌物の増加に対しては必要に応じて吸引を行います。重症心身障害児では日常的に気道の加湿、排痰、吸引、吸入が必要なことも多くみられます。排痰や吸引は、嘔吐を誘発することがあるので注意して行います。

表　重症心身障害児の呼吸障害と対応

	病態	対応
上下気道狭窄 （閉塞性換気障害）※1 （混合性換気障害）※2	扁桃・アデノイド肥大 下顎後退、舌根沈下 分泌物貯留、感染 筋緊張の亢進・低下 喉頭軟化、披裂部陥入、気管軟化	扁桃摘出術 下顎支持 　鼻咽頭エアウェイ 吸引 補助呼吸 気管切開
胸郭運動障害 （拘束性換気障害）※3	呼吸筋活動低下 変形拘縮 （側弯、胸郭変形、胸郭扁平） 繰り返す誤嚥性肺炎	気管切開 補助呼吸
中枢性低換気	中枢の障害	気管切開、補助呼吸※4

※1：閉塞性換気障害：気道に通過障害があり、１秒率が減少（70％以下）しているか肺活量は低下していない状態。慢性閉塞性疾患（慢性気管支炎など）や喘息が代表的疾患である。
※2：混合性換気障害：肺の膨らみが悪く、かつ気道の通過障害がある状態。肺活量、１秒率とも低下する。
※3：拘束性換気障害：肺の膨らみが制限され、肺活量が低下する（80％以下）状態。胸郭変形や神経筋障害でみられる。
※4：横隔膜ペーシングという方法もある（日本では未承認）。

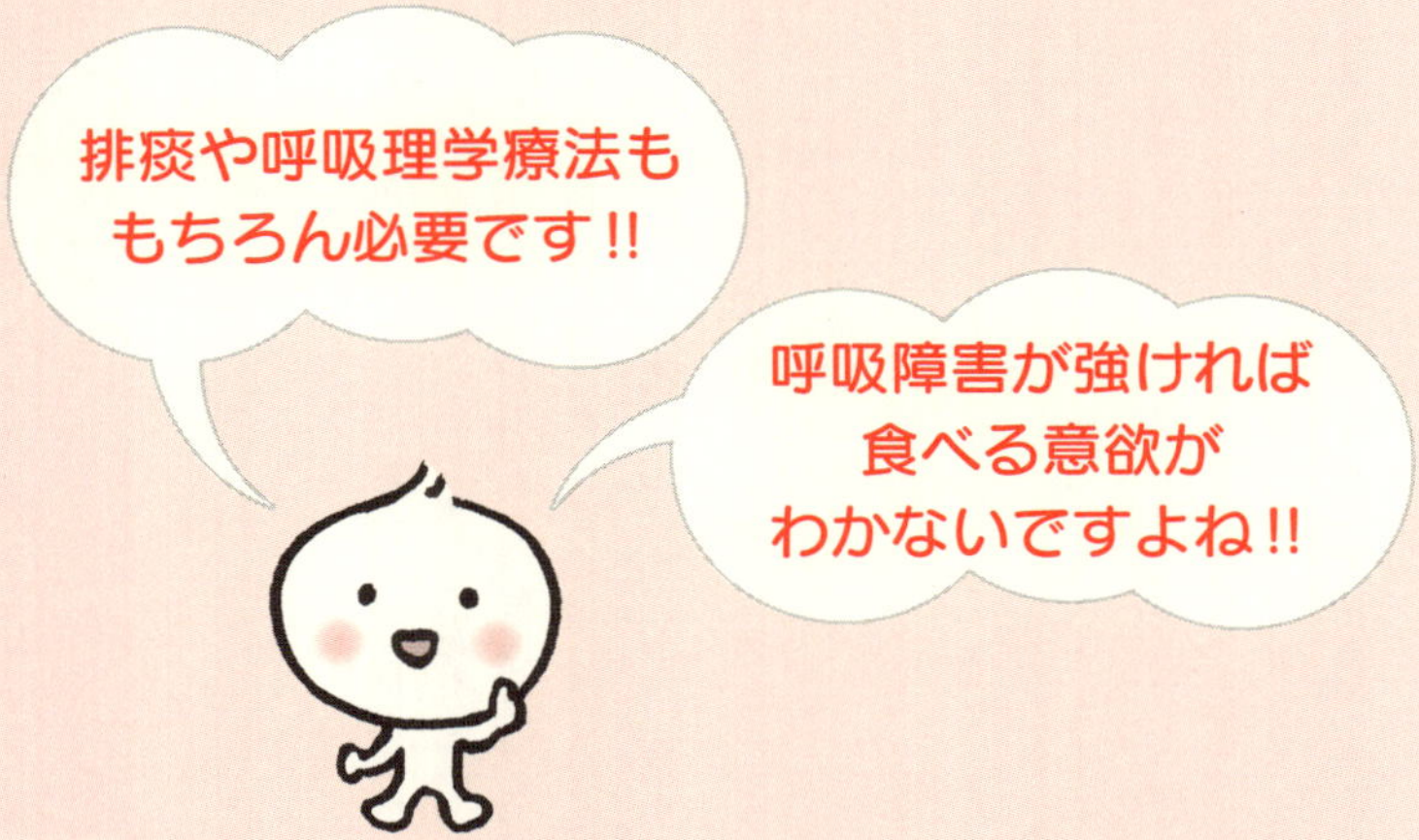
排痰や呼吸理学療法も
もちろん必要です!!
呼吸障害が強ければ
食べる意欲が
わかないですよね!!

摂食嚥下機能に影響するその他の合併症

1. 消化管障害

胃食道逆流現象は酸性の胃液が食道に逆流するため、逆流の頻度が高いと逆流性食道炎や肺炎などを起こし、胃食道逆流症（gastro-esophageal reflux disease:GERD）とよばれます。重症心身障害児は、筋緊張や呼吸障害のために腹圧がかかったり胸郭の変形、側弯などがみられ、胃食道逆流症を合併する頻度が高くなります。胃食道逆流症の症状として、嘔吐やコーヒー残渣様の吐物や繰り返す喘鳴、誤嚥性肺炎などがあります。

上腸間膜動脈症候群は、大動脈と上腸間膜動脈の間に腸管がはさまり食物の通過障害がおこる状態です。痩せや側弯も関係します。

重度の運動機能障害があると、消化管活動も低下して慢性の便秘を合併し、食欲の低下や嘔吐につながります。慢性の便秘により、腸閉塞をおこすこともあります。便秘の予防のために水分や乳酸菌製品や食物繊維を多く摂るなど、食物内容にも注意が必要です。必要に応じて、緩下剤の服用や浣腸も行われます。

2. 筋緊張の亢進・低下や不随意運動

脳性麻痺の摂食嚥下機能は、筋緊張により大きな影響を受けます。摂食嚥下機能を十分に引き出す

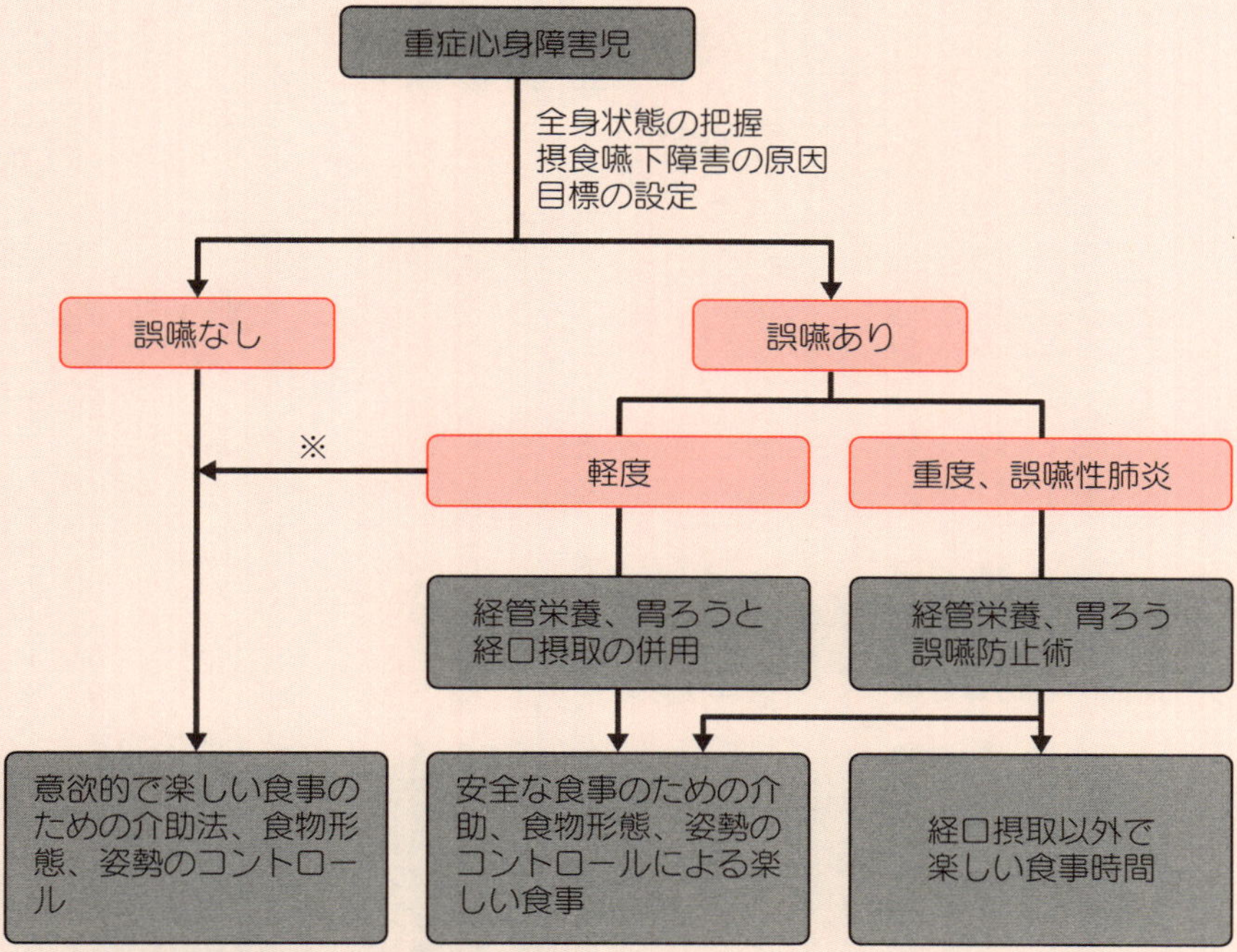

図　重症心身障害児の摂食嚥下対応計画
※安全で児が食事を楽しめるとき

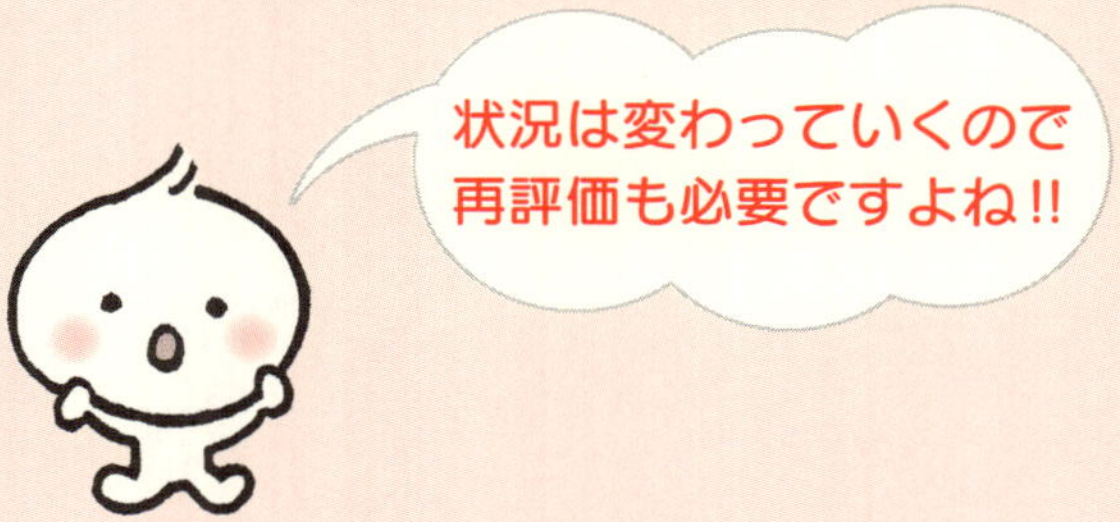
状況は変わっていくので
再評価も必要ですよね!!

には、頸部を中心として安定した姿勢が必要であり、運動機能療法、作業療法を行い、筋緊張のコントロールが大切です。筋緊張の亢進は胸郭の変形や側弯につながり、さらに呼吸や消化管機能を悪化させます。筋弛緩薬の投与は筋緊張が適度に抑えられれば摂食嚥下機能を向上させますが、筋緊張の低下や催眠作用が強く出る場合には摂食嚥下機能を低下させることがあります。

3. てんかん

てんかん発作が頻発し発作後に睡眠や意識障害を伴うときは、摂食嚥下機能に影響します。けいれん直後は、誤嚥を防ぐために意識が十分回復したあとに経口摂取を開始します。

てんかん治療に用いられる抗けいれん薬は副作用として眠気を伴うことがあり、摂食嚥下機能を低下させることがあります。また、唾液量を増加させる薬剤もあります。

4. 食物アレルギー

経管栄養を長期に行っているような子どもは、食物アレルギーが高率にみられます。食物アレルギーから考えて、乳児期から育児用ミルクなど同じ食品だけにならないようにします。

ほかにも、重症心身障害児にしばしばみられる合併症として、栄養、易感染、骨折（骨粗鬆症）、褥瘡などがみられます。

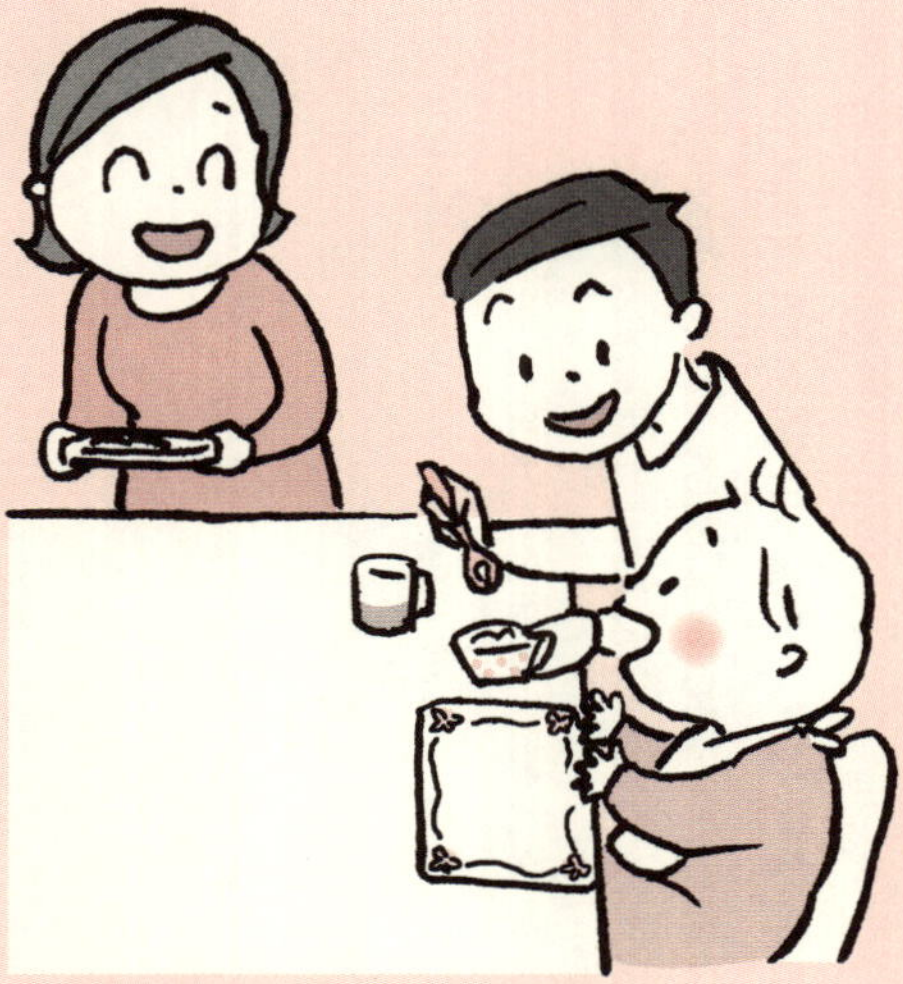

摂食嚥下障害の支援と対応はトータルケア

子どもの摂食嚥下障害の支援には、障害の基本的な理解に加えて、評価・検査、対応として介助（姿勢、食物形態、道具）などが含まれます。そして多職種の連携やチーム医療や専門性の大切さなどがあげられます。しかしながら、実際の現場において重要なことは、このような専門性以前に子どもに対する全般的な知識をもつことやトータルケアとして食欲や食べる意欲を意識した支援をできることです。そのためには、子どもの食行動、発達、社会性などの知識を基盤として、生命維持や成長のための栄養、そして安全に配慮した摂食嚥下機能の支援を考えます。摂食嚥下障害のある多くの子どもは、基礎疾患、全身状態や合併症などが複雑に絡むため、対応は決して簡単ではありません。医療現場においては、基礎疾患や合併症の治療と同時に食行動や発育や子育ての面からも考える必要があります。

「食べない・食べられない」という問題はさまざまな要因が関わるので、食べる機能ばかりに注目して支援することはできません。たとえば、基礎疾患が重大なときはまずその疾患への対応が必要であり、その時点では摂食嚥下障害に直接的な対応をする時期でないと判断する必要があります。そのためには、子どもの疾患や成長や発達などすべてをみる必要があり、それぞれの子どもの成長・発達において摂食嚥下障害がどのような位置にあるのかを判断しないと対応の方向性を誤ります。

すべての摂食嚥下障害に関わる人は、このような子ども全体の知識を深めていくことが必要です。

繰り返しになりますが、子どもの支援にあたっては摂食嚥下障害に対する知識だけでは不十分だということです。育児、小児保健、発育、医療、療育、教育等に関する知識も必要となります。私たちは目の前にいる摂食嚥下障害のある子どもたちに何をするべきか、しっかり判断できることが大切です。それは、子どもたちの背景、すなわち家族も含めた子どもの生活をみていくことでもあります。

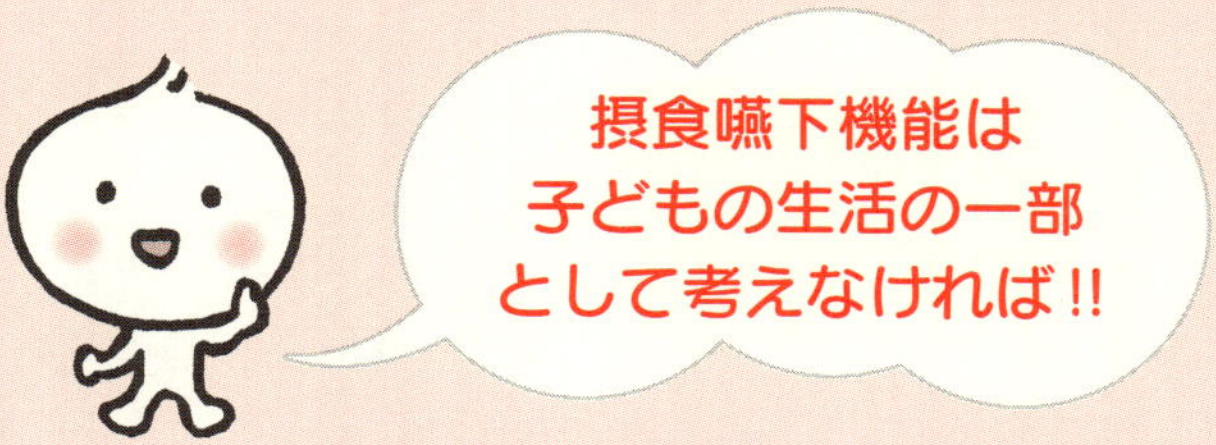
摂食嚥下機能は
子どもの生活の一部
として考えなければ!!

表　子どもの摂食嚥下機能障害のトータルケア

①子どもとの信頼関係
②発育・栄養、成長、発達
③意欲・食欲
④基礎疾患・合併症や全身状態
⑤摂食嚥下機能評価

3編

食べる機能の評価のポイント

病歴と観察から食べる機能を評価する

摂食嚥下機能の評価には、診察と検査があります。診察による評価は、一般の診療と同様に病歴聴取が重要です。病歴聴取では、基礎疾患・合併症や栄養摂取法、摂取量や成長発育経過の把握が大切になります。

次に身体所見と摂食嚥下機能をみることになります。摂食嚥下障害のある子どもは、他の障害を伴うことも多いので、運動機能、知的発達、社会性・コミュニケーション、呼吸や筋緊張などやその病態の総合的な評価を行うことが、支援計画や安全を確保するために大切です。

そして子どもが落ち着いている状態での呼吸、意識、粗大運動、上肢機能（指しゃぶりなど）、コミュニケーション、知的能力、唾液の処理（むせやせき込み）などをみます。そのなかで摂食嚥下障害の重症度の評価と目標を設定します（80頁参照）。

評価では、大きく四つのポイントを把握する必要があります。①成長・発達、②基礎疾患・合併症とその病態、③全身状態・栄養、④摂食嚥下機能、の評価が必要です。

成長・発達：成長は体重や身長のバランスや標準からの乖離と変化をみますが、基礎疾患や合併症を考慮しての評価が必要です。運動発達では頸部の支持、知的・行動発達では食事に対する意欲を評価します。

基礎疾患・合併症とその病態：基礎疾患に伴う口腔の構造要因、食物を認識することから嚥下過程

摂食嚥下機能ばかり
みていてはダメなのですね!!

表　評価のポイント

1	成長・発達
2	基礎疾患・合併症とその病態
3	全身状態・栄養
4	摂食嚥下機能

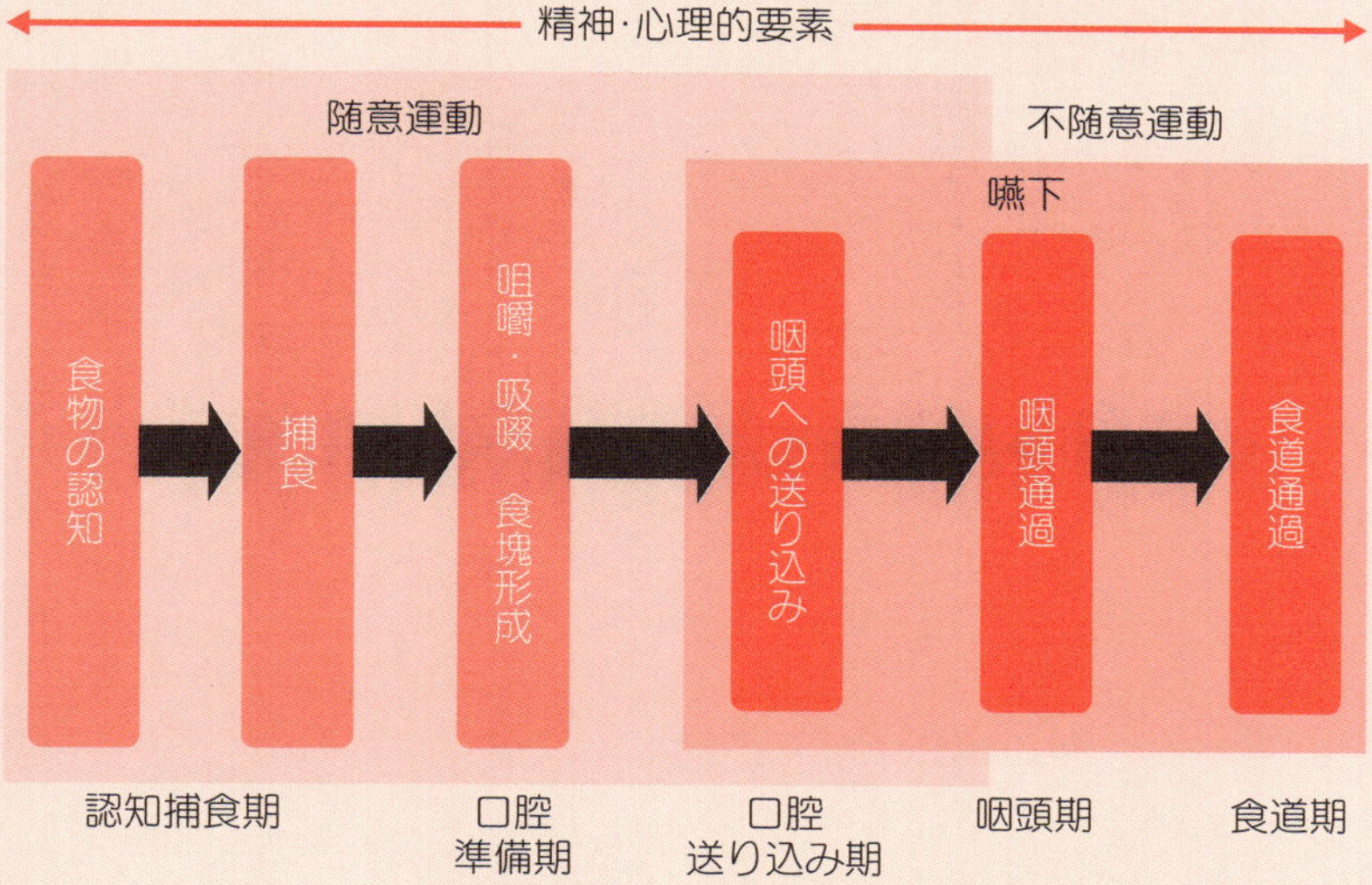

認知捕食期	飲食物の形や量、質等を認識する
口腔準備期	哺乳や飲食物を噛み砕き、飲み込みやすい形状にする
口腔送り込み期	飲食物を口腔から咽頭に送り込む
咽頭期	飲食物を咽頭から食道に送り込む
食道期	飲食物を食道から胃に送り込む

図　摂食嚥下機能のどの段階での障害か

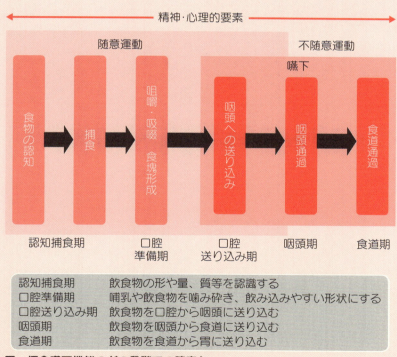

までの機能的な要因、心理的な要因などがあげられ、それぞれ食べることへの影響を評価します。

全身状態・栄養：意識、呼吸、循環、栄養、姿勢・筋緊張などは食欲に関与し、摂食嚥下機能にも影響を与えます。そして、食べる意欲は摂食嚥下機能の基盤となります。

摂食嚥下機能：摂食嚥下障害は、摂食嚥下過程のどの段階でおこるかで分類ができ、食物の認知、捕食（取り込み）、吸啜や咀嚼などの口腔での処理、嚥下機能に分けて考えられます。食物を認知し食べる準備をする時期では、食事に対する興味・食欲や緊張・姿勢も含めて評価します。捕食では、口唇閉鎖機能など口唇の食物を取り込む動きが重要です。口腔での処理は、乳児では哺乳、小児では咀嚼のための舌や顎などの動きをみます。嚥下は食物が咽頭から食道へ移動する動きであり、途中から不随意運動になります。嚥下時におこる誤嚥はとくに重要であり、むせ・喘鳴などの状況の評価をします。また、これらは一連の協調運動としてなされ、その過程は同時進行します。

このようなポイントから総合的に判断する必要があり、その評価は摂食嚥下機能だけではないことが大切です。たとえば呼吸に大きな問題をもっている場合は、その問題への対応を優先することになります。評価にあたっては、その日の全身状態や環境・状況により大きく変化することも考えねばなりません。日々の変化などの影響を考慮しない摂食嚥下機能評価は、誤りにつながります。

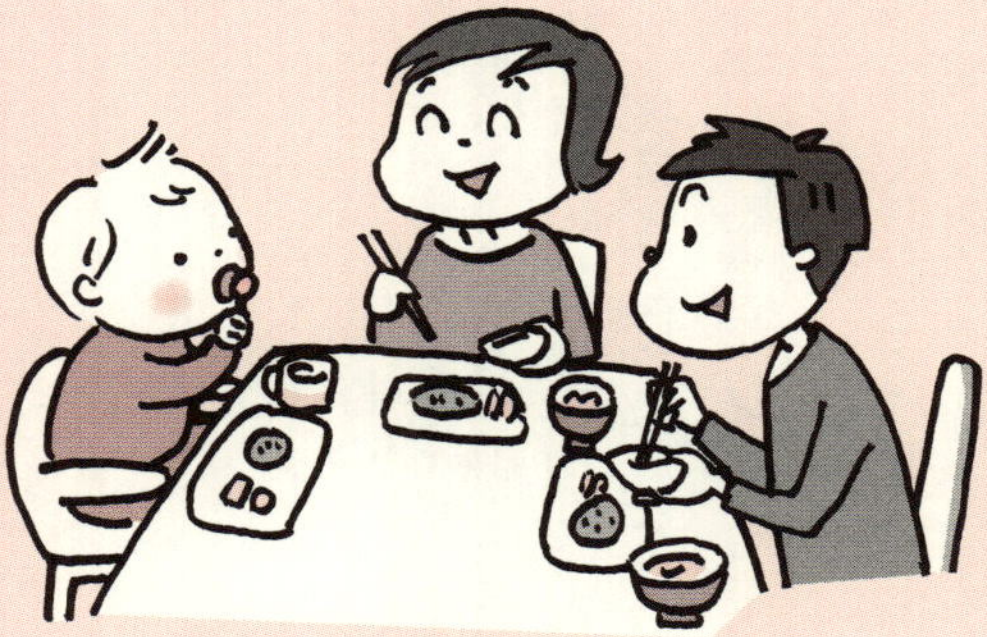

診察から食べる機能を評価する

子どもの診察や検査は協力が得られにくいため、成人のスクリーニングテストとして行われる反復唾液嚥下テストや嚥下誘発テストなどの摂食嚥下機能評価は、子どもに行うことができません。そのために、安静時の状態と実際に食べる状況をみることによって、摂食嚥下機能を評価します。同時に食行動の全体を把握することが重要な評価になります。安静時の子どもの様子をしっかりと観察するだけでも、口唇の動き、唾液の飲み込み、手や口の動きなどから、摂食嚥下機能のかなりの部分を把握できます。また子どもで必ず考慮しなければならないのは、年齢による違いです。子どもの摂食嚥下機能は発達期にあたり、乳児、幼児、学童でその評価は大きく異なります。

頸部聴診法は、食物を嚥下する際に咽頭部に発生する音を頸部で聴診する方法です。非侵襲的な検査ですが、小児は指示に従えないことが多く、細かな評価は難しくなります。聴診器の使用の有無にかかわらず、嚥下時や普段の咽頭喘鳴、呼吸音を評価をすることが大切です。臨床においてはある時点の詳細な検討以上に、呼吸状態や全身状態の変化なども含めて繰り返し評価することが大切です。

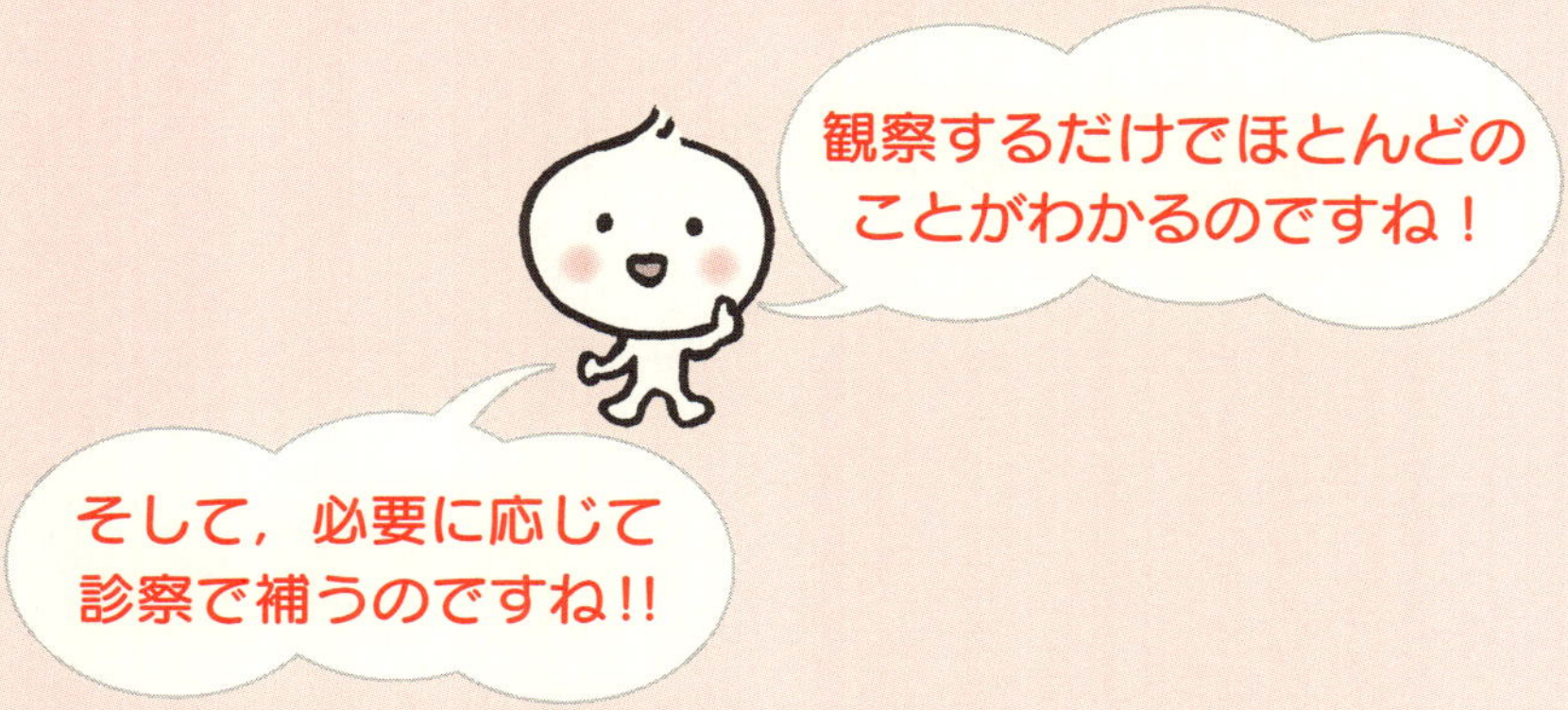
観察するだけでほとんどのことがわかるのですね！
そして，必要に応じて診察で補うのですね!!

表　おもな臨床的な摂食嚥下機能評価

評価		項目	備考
反射の評価		吸啜反射、咬反射	年齢によりその意味が異なる
		嚥下反射、咳嗽反射、嘔吐反射	しっかりと反射がみられることが重要である
口唇・口腔などの感覚		感覚機能	入力された感覚の「快」「不快」は脳で感じる
摂食機能	認知・捕食	指しゃぶり、おもちゃなめ 口唇閉鎖	自ら食べようとする意欲が大切である
	吸啜・咀嚼	食物処理能力	本人の意欲や食物により変化する
	嚥下	誤嚥（むせ、咳、喘鳴）	安全の確保は大切であり、呼吸とともに評価する。目標設定に関わる
異常反応		緊張性咬反射、過開口、舌突出、逆嚥下	それぞれの病態を考えたうえで、正常反応を引き出すように対応する

食事の状況をみることが最も大切な評価

摂食嚥下機能評価としていろいろな検査がありますが、食べる場面をみることが最も重要なことになります。そして基礎疾患や全身状態を考慮し、摂食嚥下の過程のどこに問題があるかを考えます。そのために摂食嚥下過程を知ることが必要です。問題が複数の摂食嚥下過程におこる場合も多く、全体に目を向け、最も重要なところを把握して対応します。特に摂食嚥下障害の有無が大きなポイントになります。そのため、食べる場面を観察することにより嚥下状況をイメージできることが大切です。教科書などに載っている嚥下造影検査と摂食状況の記録を繰り返しみることも、支援者の能力の向上に役立ちます。それにより、不必要な嚥下造影検査を減らすこともできます。

摂食嚥下過程のうち、咽頭期と食道期が嚥下に相当します。意識して飲み込むと、嚥下するまでに4期モデル（命令嚥下）のような過程をたどります（**図**）。しかし、自然の飲み込みでは少し異なり、口腔準備期と口腔送り込み期が重なり合って進みます。咀嚼しているときにも咽頭に食物が進入していき、プロセスモデルといわれます。このような摂食嚥下過程は、嚥下造影検査でみることができ、映像をみることで確認することができます。

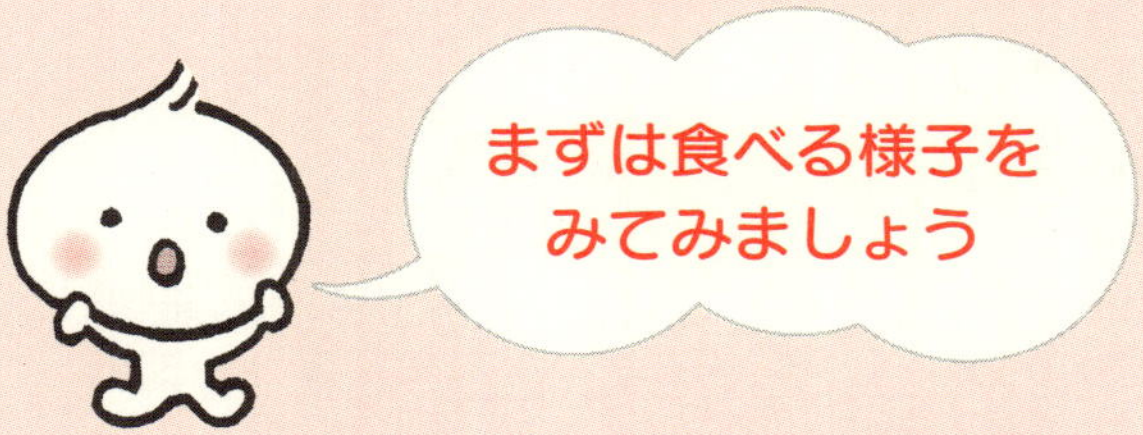

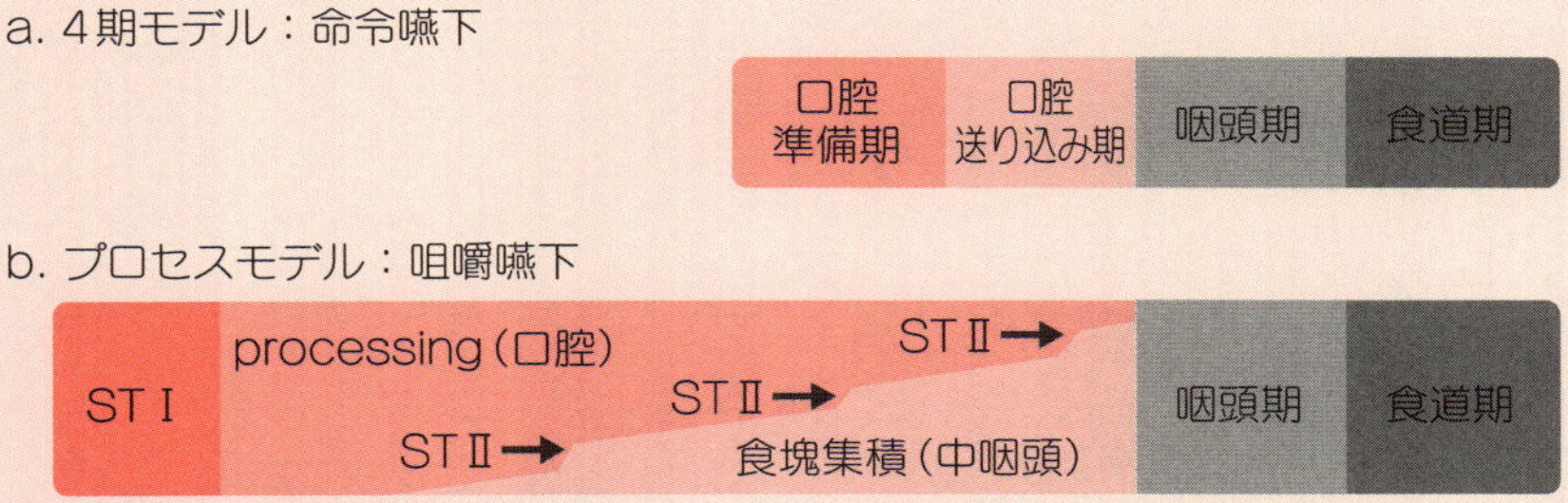

図　４期モデルとプロセスモデル (松尾, Palmer, 2016.) (Palmer, 1992.)

a：４期モデルでは、各ステージがほとんど重なり合わずに進んでいく。
b：プロセスモデルでは、processing と stage Ⅱ transport がオーバーラップしながら進んでいく。

子どもが嫌がる状況を感覚過敏と誤ってはいけない

診察による評価項目の一つに、「口唇や口腔に感覚過敏がみられる」といわれることがしばしばあるので、口腔周囲の感覚について考えてみます。

元来、口唇や口腔は非常に敏感な部位です。離乳食の開始のところでも述べましたが、この敏感さは危険な物質が体内に入ることを回避するために必要な機能です。口は食物を摂取するために外界と体内が直接つながる場所であり、身体を守るために敏感にできています。そのため口唇や口腔を触れられて嫌がらない子どもはいません。

敏感な口唇や口腔を触れられて嫌がることでは感覚過敏と判断できず、むしろ最初は警戒することが正常と考えます。子どもが何か新しいものを食べるときには、五感を駆使してそれが安全か否かを判断しようとしています。そして食べさせてもらう場合は、自分で食べる場合以上に警戒して確認しながら食べようとします。その警戒心を和らげるためには、食事の楽しさや安心を感じる食事の経験を重ねることが重要です。

脳性麻痺の子どもは、口の周りなど体に触れられると強く四肢を伸展するなど過剰に反応することがあります。このようなときにも、その刺激を子どもが楽しく感じているか、嫌がっているかを判断します。口への刺激を子どもが快く感じていると、刺激を入れながら自分の気持ちをコントロールできるように練習していきます。そして、刺激に慣れると過剰に緊張する反応は減少します。不快に感じている場合は、嫌がる刺激を無理に入れないようにします。口腔に嫌な刺激を繰り返すことによっても、子どもはその刺激に慣れますが、それは抵抗することを諦めて動きを止めるようになったともいえます。これでは能動的な摂食嚥下機能を引き出すことにはなりません。

自分で指しゃぶりできる子どもは、触覚自体の過敏はないといえます。自分の手という安心できる刺激には過剰に反応しないのに、ほかのものや他人の手には過剰に反応するときは、その刺激を拒否していることです。それは、同じようにみえる触覚刺激でも脳が「快」あるいは「不快」として感じているからです。

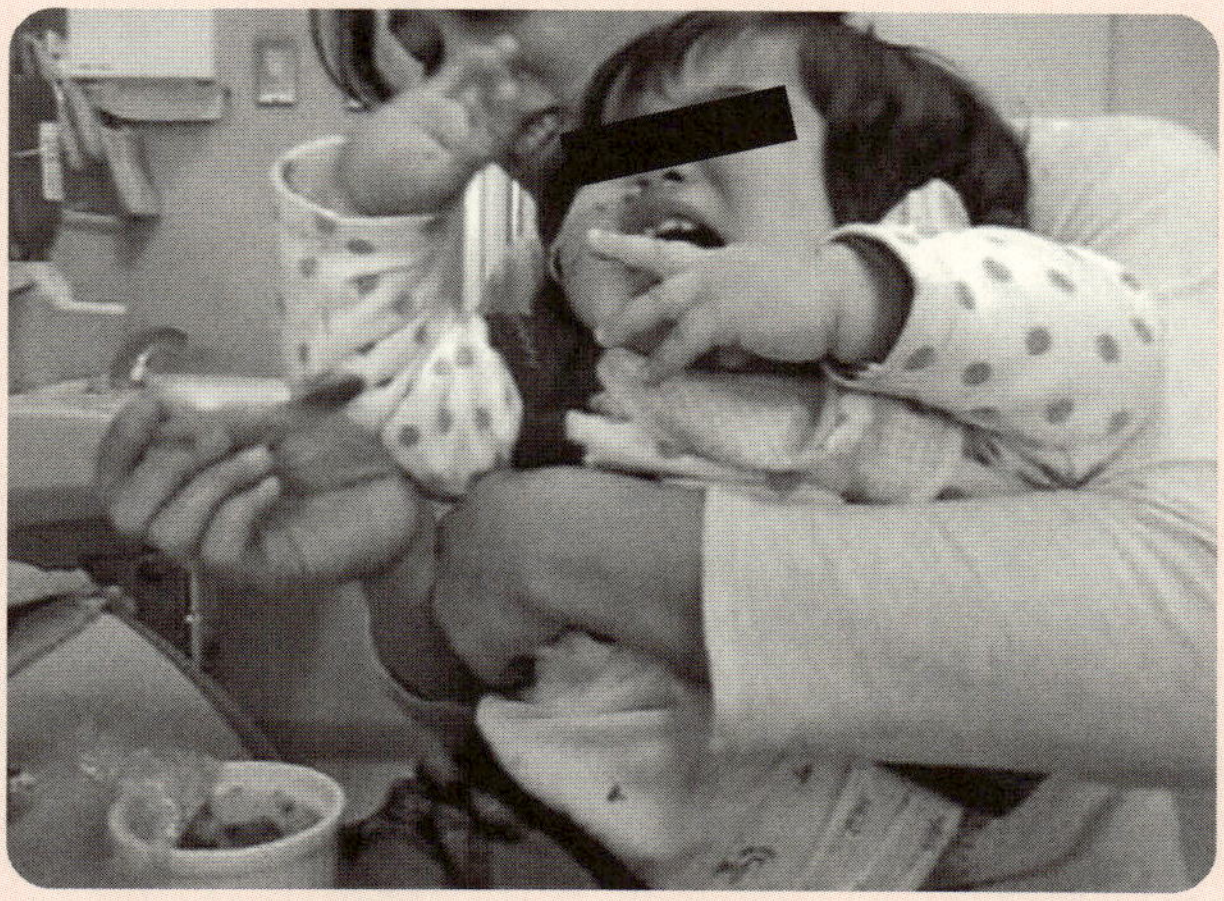

図　嫌がる子ども

嫌がることは
感覚過敏とは違うよね!!

普段の食事を再現しにくい子どもの嚥下造影検査

嚥下造影検査（videofluoroscopic examination of swallowing：ＶＦ）は、成人の摂食嚥下障害においてしばしば行われ、その評価法も示されています。小児でも報告が数多くありますが、適応は限定されます。それは、ＶＦ時に子どもに緊張や興奮が加わり指示に従えず、実際の食事場面を再現できないことがほとんどだからです。

ＶＦは誤嚥の診断などに有用ですが、それはＶＦ時に日常の食事状況を再現できていることが前提になります。普段の食事状況を再現しにくい子どもでは、ＶＦから得られる情報は限られます。そのため、症例を選び検査を行う必要があります。環境を整えてＶＦを施行しても限界があり、このような状況で出た結果は、過大評価や過小評価を招きます。そして適応を考えて施行したＶＦは臨床所見と合わせて評価することが重要です。

不顕性誤嚥（サイレントアスピレーション）は、下気道に食物などが入っても咳やむせが起こらない状況です。そして、嚥下性肺炎につながることもあります。このような場合は、臨床的な判断が難しく、ＶＦで誤嚥を確認できます。臨床的には、嚥下反射や咳嗽反射がみられないときになります。

環境や体調によって大きな影響を受ける摂食嚥下機能の評価を、１回のＶＦで評価することは難しいことです。だからといって、何回も繰り返しできる検査でないことも考えておかねばなりません。

嚥下造影検査は適応を
しっかり考えなければ
ならないのですね!!

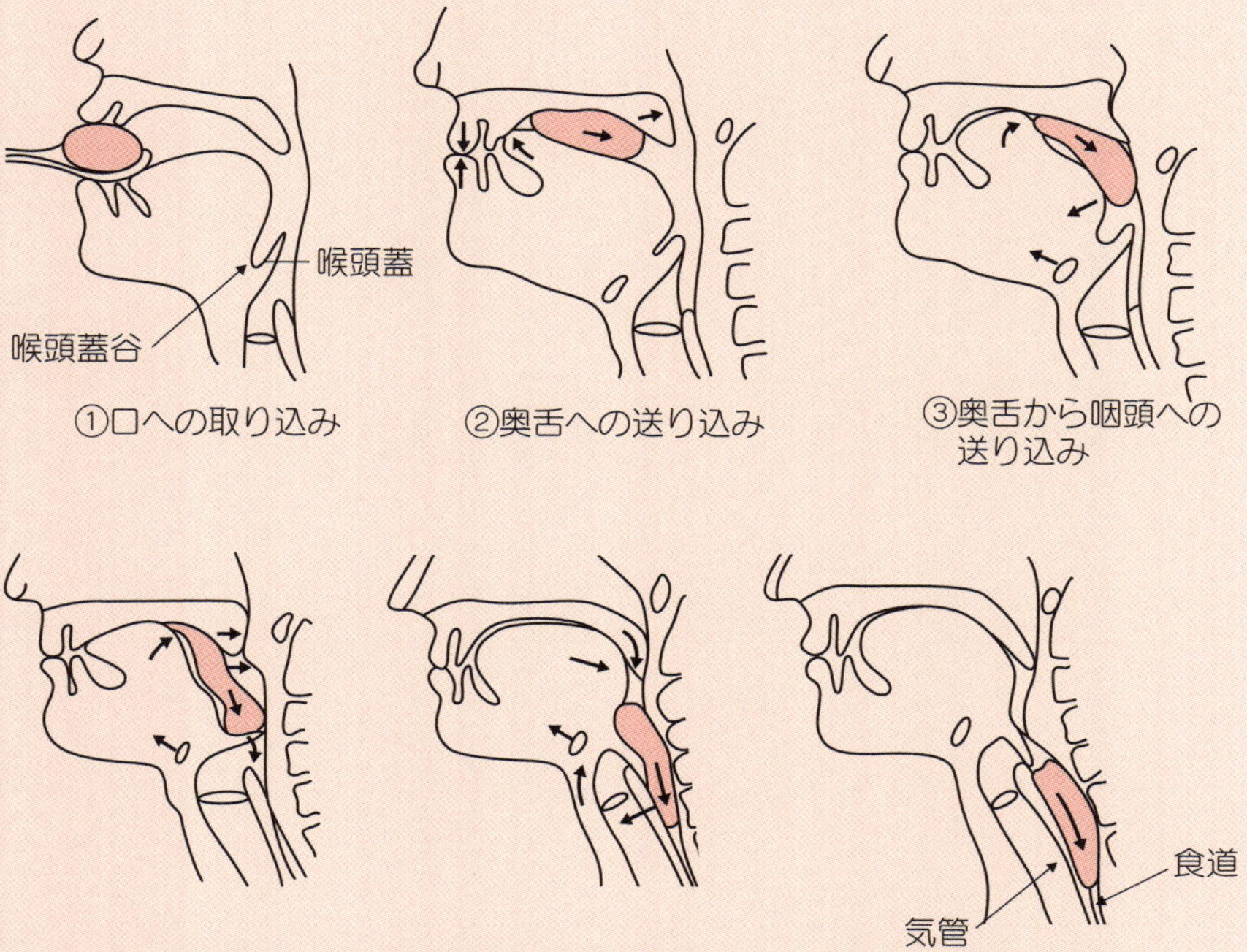

①口への取り込み　②奥舌への送り込み　③奥舌から咽頭への送り込み

④咽頭への送り込み　⑤咽頭通過、食道への送り込み　⑥食道へ入ったところ

図　嚥下造影検査の模式図

子どもの咽頭の評価に内視鏡検査を活用する

嚥下内視鏡検査（videoendoscopic examination of swallowing：ＶＥ）による評価は、ＶＦと同様に成人ではよく行われる検査です。ＶＥは、内視鏡検査施行中に食物を食べさせて鼻咽腔閉鎖、声門閉鎖、唾液・分泌物の咽頭貯留や食塊の咽頭残留、誤嚥などを直視下に観察する方法です。成人では標準化された手順も示されています。しかし、子供のＶＥで通常の食事の状況を再現することは困難です。細径の内視鏡が使用されるとはいえ、内視鏡を咽頭に挿入している状態での食物や水分の摂取が、通常の食事の状況を反映すると考えることに無理があります。またＶＥにより誤嚥を引き起こす可能性もあります。

内視鏡検査の必要性がないと考えているわけではありません。内視鏡検査中に飲食をさせない通常の咽頭・喉頭・気管内視鏡検査は、呼吸や嚥下障害の原因となる咽頭・喉頭軟化症、気管軟化症などの診断において重要な検査です。このような検査と評価に習熟した術者が、呼吸障害の評価とともに嚥下機能の評価でもある咽頭機能、声門閉鎖機能、唾液や分泌物の咽頭貯留などの評価を行うことがよいと考えます。呼吸障害を伴うために決して簡単な検査ではなく、評価も含めて専門的技術が要求されます。その結果の評価はＶＦと同様に臨床所見と合わせて考えることが必要です。

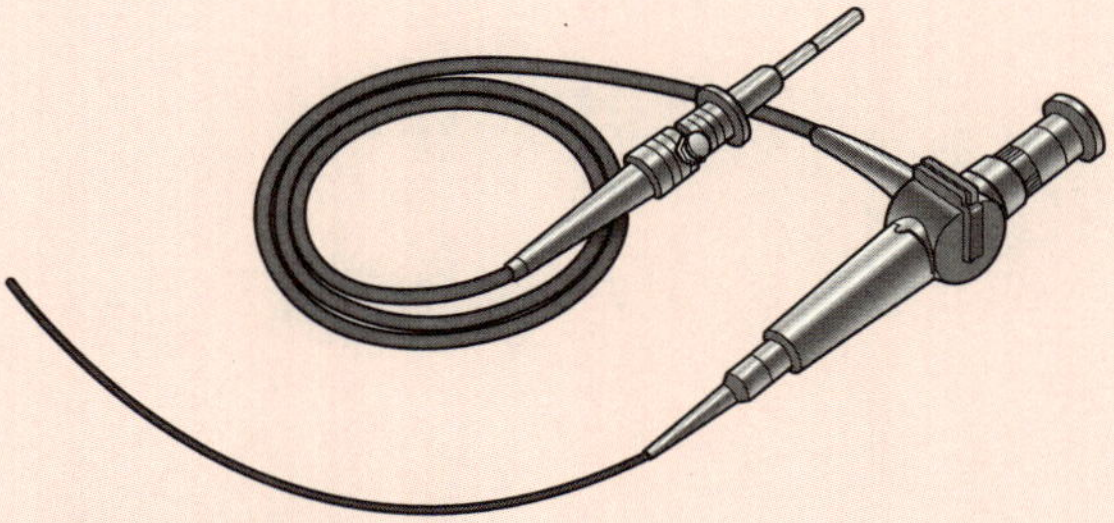

図1　内視鏡

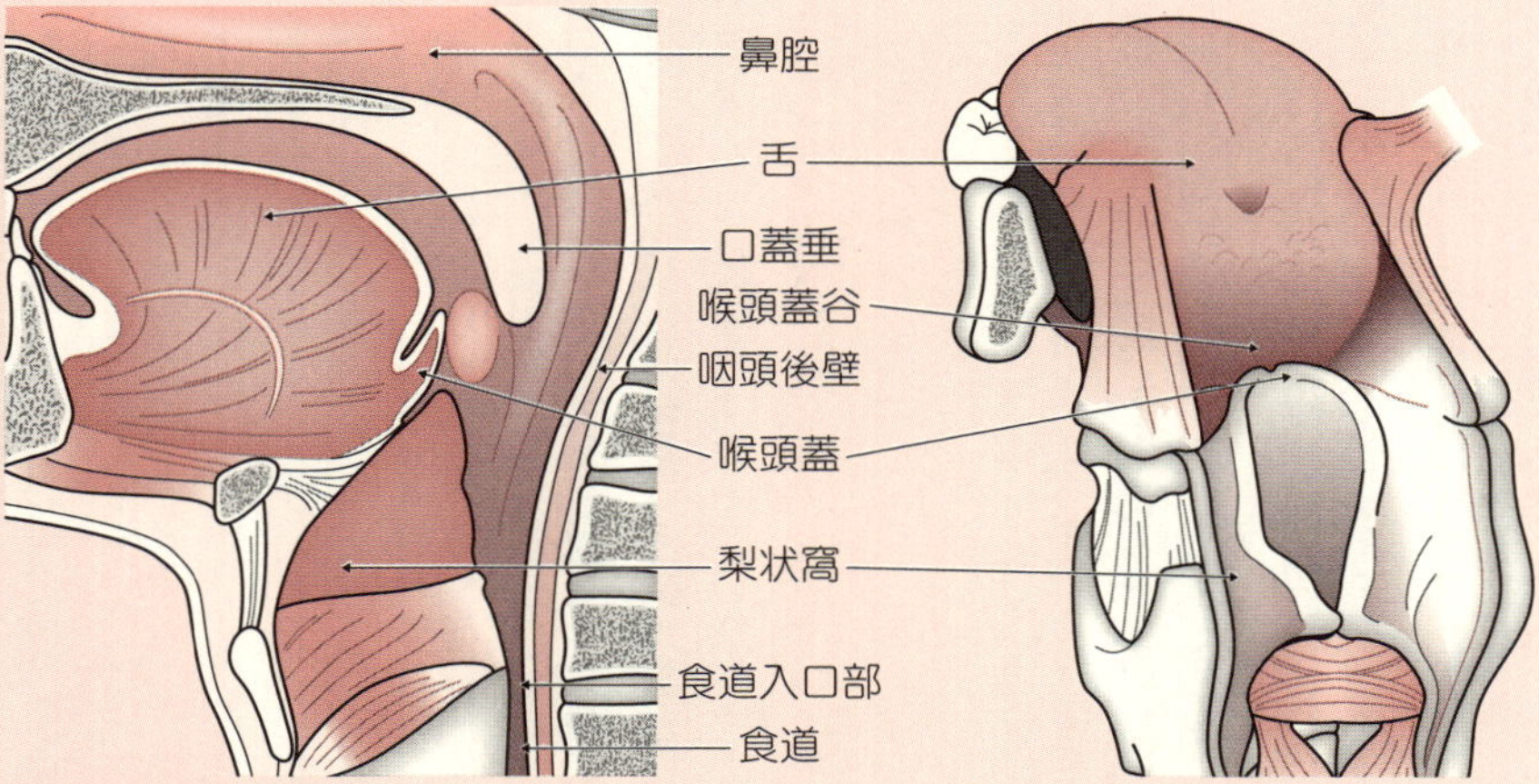

図2　咽喉頭の構造

子どもの栄養必要量の推定は難しい

子どもにとって、栄養は健康の維持と成長のために重要です。摂食嚥下障害のある子どもにおいても、バランスのよい適量の食事を考えることはいうまでもありません。

しかし、摂食嚥下障害のある子どもや重症心身障害児の栄養必要量の推定や栄養のバランスをとることは簡単ではありません。水分の出納、ビタミン・ミネラルや微量元素欠乏などにも注意が必要です。経口摂取により体を維持するための栄養摂取が不十分な場合は、経管栄養を考慮する必要があります。消化管に問題がありどうしても経腸栄養が不可能な場合は、経静脈栄養が考慮されます。しかしながら、腸管を使うことは栄養摂取や消化管機能や腸管免疫の活性化など有利な点が多く、消化管を使わない期間をなるべく短くします。

経管栄養に用いられる経腸栄養剤は、栄養バランスなどを考慮して作られています。しかしながら、一部では亜鉛、セレン、ヨード、ビオチンなどが不足することもあります。経腸栄養剤でなくてもカテーテル内を通過できる食品は基本的に注入することができるので、さまざまな食品を入れることが望まれます。

栄養障害があると貧血、感染症、骨折、褥創などがおこりやすくなります。治療を要する高度の貧血も時々みられ、これは鉄欠乏性貧血や消化管出血によります。他にも銅や亜鉛などの微量元素不足にも注意が必要です。

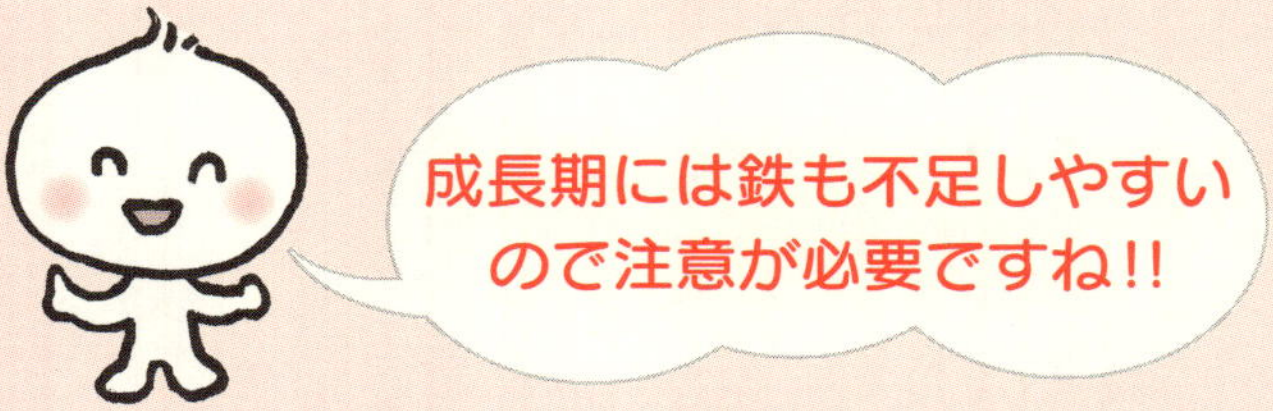
成長期には鉄も不足しやすいので注意が必要ですね!!

表　経管栄養剤を続けた場合に欠乏しやすい栄養素

	症状	備考
亜鉛	易感染性、皮膚炎、貧血、味覚障害	ココアなどに含まれる。 酢酸亜鉛製剤（ノベルジン）
セレン	貧血、心筋症	
ヨード	甲状腺機能低下症	
ビオチン	皮膚炎	
カルニチン	脳症、筋力低下	バルプロ酸やピペコリン酸系抗菌薬により低下。 レボカルニチンの服薬
食物繊維	便秘、腸管機能低下	食物繊維含有の食品

※添加されている経腸栄養剤もあるので、すべてで不足しているわけではない。
※新生児期には母乳のみであるとビタミンＫが不足しますが、薬物として補われている。

栄養摂取と成長を考えた食事の支援のために

子どもにとって栄養は、健康の維持と成長のために重要です。そのため摂食嚥下障害のある子どもにおいても、栄養必要量が確実に摂取できることが大切になります。通常は経口的に栄養を摂取しますが、摂食嚥下障害のために経口摂取できない場合は、経鼻カテーテルや胃ろうなどを用いて食物を注入することになります。注入する経腸栄養剤には、消化態、半消化態栄養剤などがありますが、カテーテルを通過するものは何でも入れることが可能です。経腸栄養剤の形態には液体や半固形があります。成分も一般的に用いられるものから、それぞれの病態に合わせたものもあり、その特徴を知ったうえで選択します。また一定の経腸栄養剤、あるいは食品に偏ることによる特定の栄養素の欠乏に注意が必要です。

経口摂取の場合は、食べる時間や量や種類などを本人が決めることになります。しかしながら、経管栄養での注入は、医療者や保護者が年齢や体格をもとに基礎代謝量や活動量を考えて決めることになります。適切な栄養必要量を決めることは難しく、大体の量を決めてその後の体重の変化により調節することになります。実際には、乳幼児の健康の維持と安全を考え、多めに栄養や水分を取らせる傾向になります。

経管栄養を行うときには、目標体重を設定して栄養摂取量を考えます。しかし、目標体重の設定は基礎疾患があると大変に難しく、簡単に成長曲線の10パーセンタイル以上などとすることはできません。保護者の気持ちとしては、標準体重に近づけるという目標や体格が小さい場合に何とか大きくしようとして、少しでも多くの栄養を入れようとします。それと同時に経管栄養の抜去に向けて少しでも多く食べさせることが目標となり、楽しい食事ということが忘れられてしまうこともあります。経管栄養で栄養を少しでも多く摂らせようとすることは、満腹状態にすることになります。そして子どもにとって注入は快適ではなく、さらに食べる意欲を減らすという問題が起こることもあります。経管栄養での栄養摂取量は健康の維持に加えて食べる意欲を引き出すことをも考え設定することが必要です。

表　推定エネルギー必要量（kcal/日）

	男	女
0-5（月）	550	500
6-8（月）	650	600
9-11（月）	700	650
1-2（歳）	950	900
3-5（歳）	1,300	1,250
6-7（歳）	1,550	1,450
8-9（歳）	1,850	1,700
10-11（歳）	2,250	2,100
12-14（歳）	2,600	2,400
15-17（歳）	2,850	2,300

（厚生労働省「日本人の食事摂取基準 2015」より一部抜粋）

経管栄養の必要な子どもの
栄養所要量の算出は
難しいのですね!!

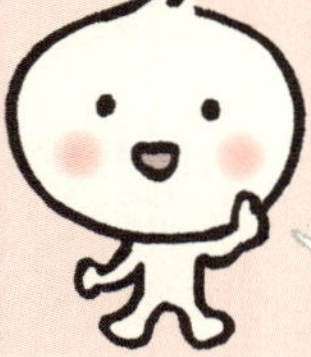

障害のある場合は個別に
検討しないとならないのですね!!

成長曲線から子どもの発育の変化をみる

子どもの発育・成長をみるための指標としては身長と体重が最も重要であり、その評価のために身長と体重の成長曲線が使用されます。その成長曲線には、パーセンタイル曲線とSD曲線（**図1**）がありますす。体重や身長が標準の範囲に入っており、体重と身長のバランスがよければ、順調な発育といえます。体重や身長の変化や標準値との比較により、多くの情報をもたらします。

特に疾患のない子どもにおいては、10パーセンタイル未満、90パーセンタイル以上や平均値±2×標準偏差（2SD）から逸脱する場合には、注意が必要な目安になります。体重の急な減少は、何らかの理由による急性の栄養障害が考えられます。基礎疾患に伴う体重増加不良や低身長では標準曲線のようにはいきませんので、そのような場合は体重や身長の変化をみるために利用します。

順調な成長・発達には、適切な栄養摂取と栄養のバランスが必要です。乳幼児の身体バランスや栄養状態の評価に用いられるBMI（カウプ指数と同じ）は、次の式で計算されます。

BMI＝体重（g）／身長（cm）^{2}×10

BMIは年齢により基準値が大きく異なります（**図2**）。

身長は体質や成長ホルモンなどに大きく影響され、体重は栄養摂取量と消費量に影響されます。基礎疾患により身長、体重への影響や痩せや肥満がみられ、さらに栄養摂取量により変動します。さまざまな基礎疾患のある摂食嚥下障害のある子どもにおいては、それぞれの適切な体重を考える必要が

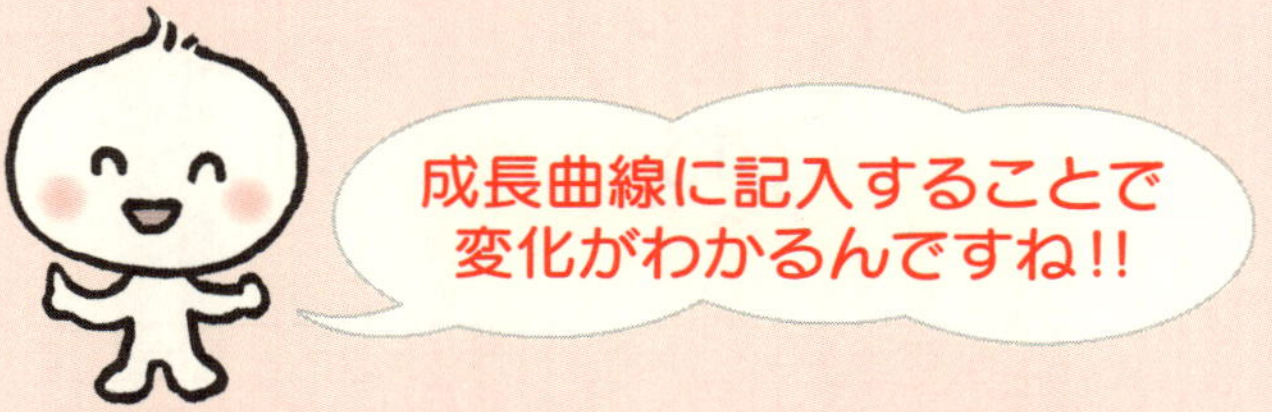
成長曲線に記入することで
変化がわかるんですね!!

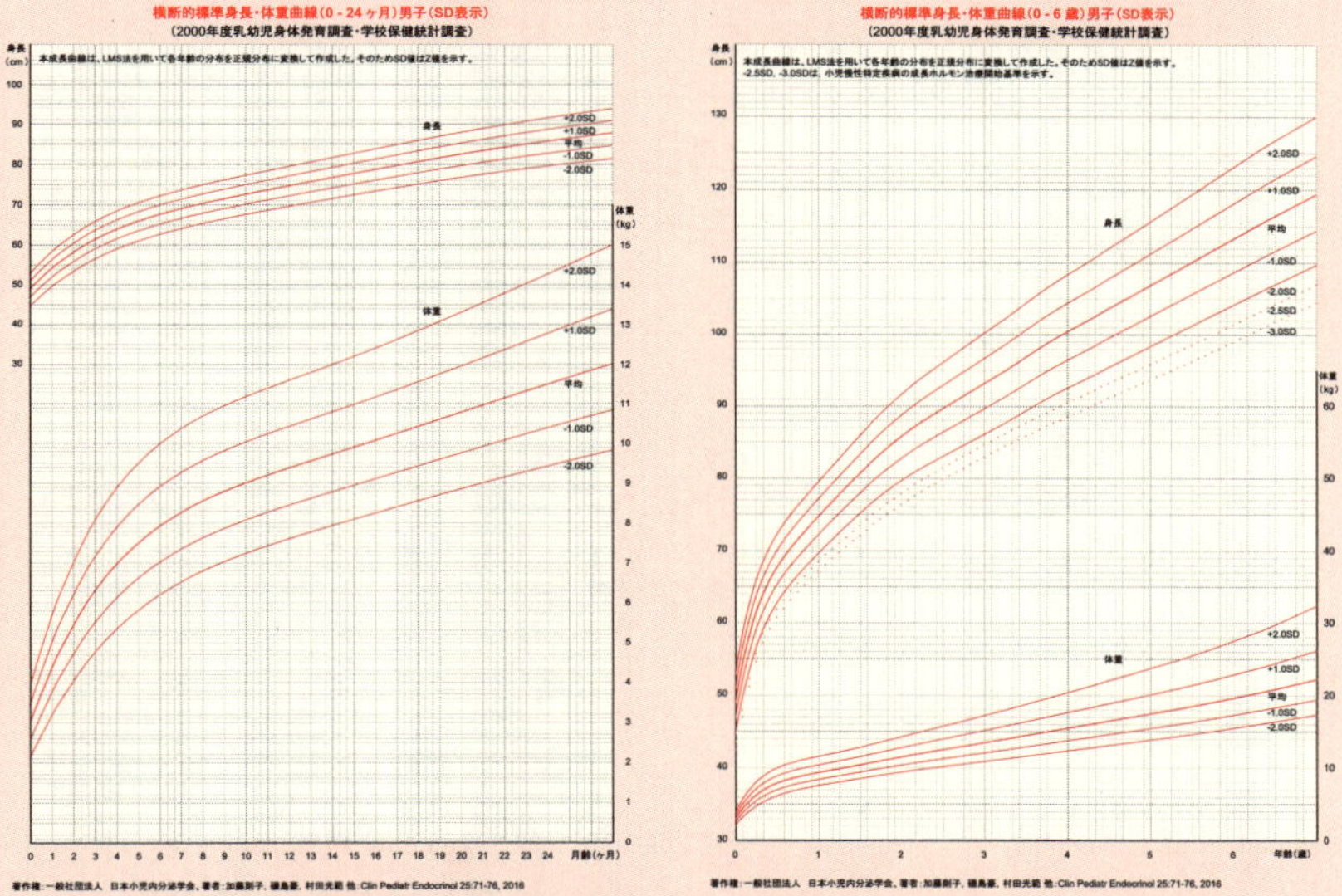

図１　標準身長・体重曲線（SD曲線）

（著作権：一般社団法人日本小児内分泌学会、著者：加藤則子、磯島豪、村田光範、他：Clin Pediatr Endocrinol 25：71-76, 2016.）

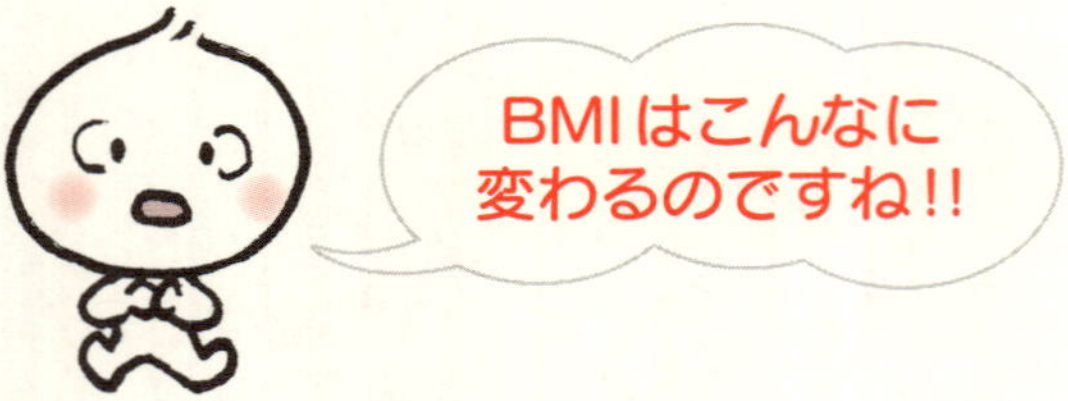

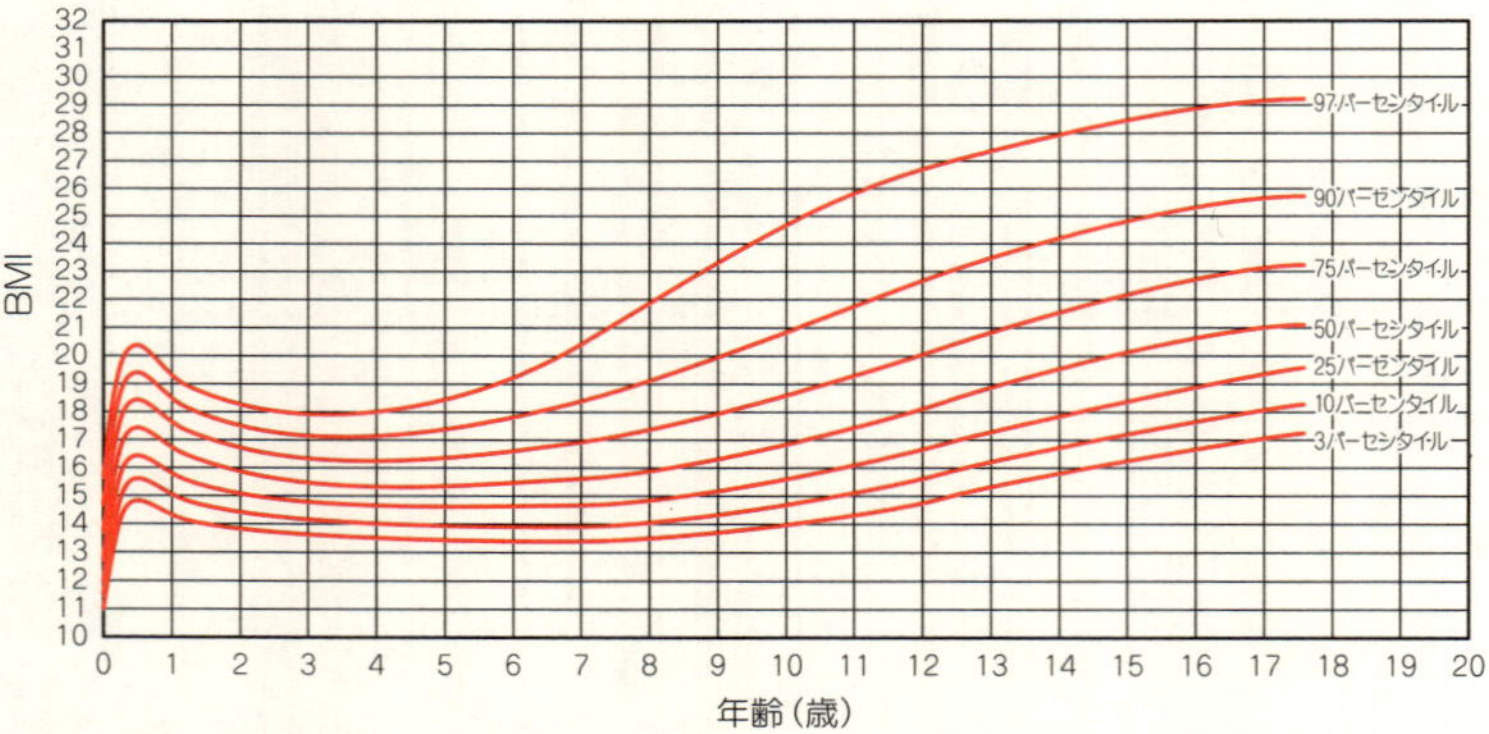

図 2　BMI 曲線（男子）
2000 年の、厚生労働省の乳幼児身体発育調査報告書（0〜6 歳）と文部科学省の学校保健統計調査報告書（6〜17 歳）のデータをもとにしている。
（日本成長学会・日本小児内分泌学会合同標準値委員会）

あります。そのような場合、成長曲線を描くことでその変化をみることは重要ですが、標準に近づけようとすればよいというわけではありません。

経管栄養を行っている場合は、何らかの理由で必要な栄養が経口摂取できないという状況にあります。そのため、栄養不足にならないか常に気になり、体重を少しでも標準に近づけようと注入量を増やす傾向があります。栄養必要量の算出も難しいなかで、このような場合では、栄養が過剰になることにも注意が必要です。

4編

摂食嚥下障害の支援と対応

子どもの摂食嚥下障害の支援を理解する

摂食嚥下機能の支援は、子どもが食事を楽しく感じてもらうことから始まります。支援者は楽しく食べることの重要性は理解しているのですが、その支援ができていないことが多いのです。障害のある子どもが楽しく感じているかを十分に理解するということは簡単ではありませんが、子どもの食事支援にあたって「受け入れている」「嫌がっている」の違いは理解できると思います。「嫌がっている」場合は、子どもは筋緊張が高まり、視線が合わず、落ち着かずに防御反応（拒否）をみせます。「受け入れている」場合はリラックスして筋の緊張は緩み、視線が合い注目してくれます。「嫌がっている」理由は今までの食事の経験、環境、食物の内容など、さまざまですが、このようなことに配慮する必要があります。

摂食嚥下障害のある子どもはコミュニケーションもとりにくい状況にあることが多いので、介助者はわずかな反応から感知することが必要になります。そして、食べる意欲を引き出していくことが必要です。そのためには、まず食事に対して「快」を感じてもらうことです。栄養を少しでも多く与えようと無理をすれば、逆効果になります。少量でも楽しく食べることが重要です。十分な経口摂取が困難な場合は、無理をして食べさせるのではなく必要な栄養を摂るために経管栄養を考慮する必要もあります。何がその子どもの生活の質の向上につながるかを考えるために、子ども全体をみることです。

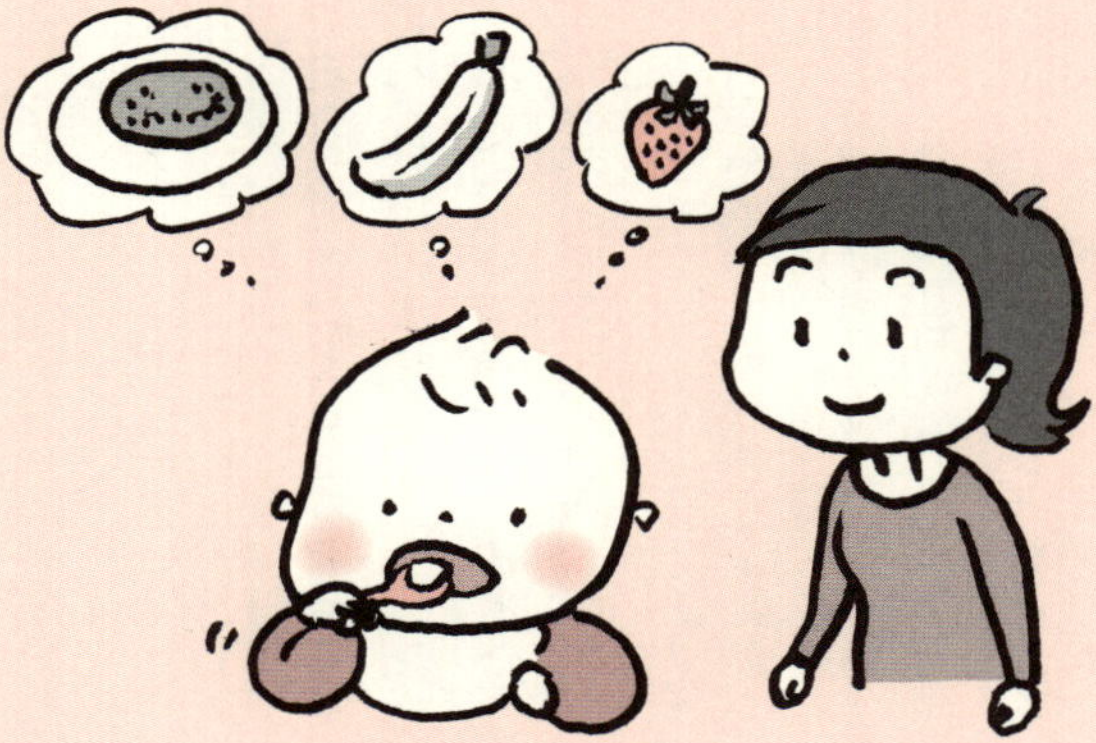

摂食嚥下障害の支援は子育ての支援

食事を摂食嚥下機能向上のための訓練と考え、子どもに不快を感じさせてしまうようでは食事は進みません。子育てのなかで乳幼児期の食べる機能の発達を促す支援が必要です。介助者が摂食嚥下機能障害のある子どもに何をしてあげたいかではなく、子どもが望んでいることを考えることが大切です。ただし、子どもの要求に応えるために親が振りまわされてはいけません。

子どもの要求を感じる：子どもの食行動を理解して、それに応じた支援をすることが、摂食行動と機能を促すことにつながります。それは哺乳期から配慮すべきことですが、食行動が大きく変わる離乳期にさらに重要になります。離乳がスムーズに進まない原因の一つは、親が子どもの要求を察知できず、要求にうまく答えられていないことがあります。特に基礎疾患がある場合は食欲と密接にかかわる体調の維持や管理が難しく、さらに子どもの空腹や満腹の表現が少ないときは気持ちを読み取ることが難しくなります。また、基礎疾患があることから栄養をしっかり入れることが意識され過ぎて、子どもの食べたいという気持ちより、これだけ食べさせねばならないということが優先され、食事を強いることにつながります。

自分で食べる：離乳期から自分で食べること、あるいは食べようとする意欲を育てることが重要です。手で物を口に運ぶなど、自分で食べることは乳児期から始まっています。しかし、乳児期の手づかみ食べの経験が少ない子どもが多くなっています。乳幼児にとって誤嚥や誤飲や衛生は注意しなければならないことですが、このようなことを考えすぎて子どもがものを口に入れることを注意してばかりになってはなりません。自分で食べる行動を乳児期から支援することが大切です。

適切な食形態：適切な食形態とは、単純に丁度よい固さや大きさということではありません。なめらかにすりつぶした状態の均質な性状の食物は、処理しやすく飲み込みやすいため、そのような食物が摂食嚥下障害のあるときの食形態の中心になります。しかしながら、このような食形態は手づかみすることができません。すなわち、一般的な摂食嚥下障害のある子どもに安全とされる食形態は、「食べさせてあげるための形態」といえます。乳幼児は安全な食物を自分で選択できませんが、手を使える子どもは安全を確保しながら手づかみできる食物を与え、口に運ぶことを経験させることが重要です。

食べるための道具の使用と食の確立：自分で食べるための最も簡単な方法は、道具を使わない手づかみです。手づかみで食物を口に入れることは、スプーンで口元にもってこられた食物を口で受け取るより簡単です。乳幼児期には、自分で食物を口に運ぶ手づかみ食べとスプーンで食べさせてもらうことの、両方を経験することになります。

このような食べる意欲を引き出すための対応は、栄養摂取とともに社会性やコミュニケーション能力の向上につながります。食べる意欲を引き出すためには、子どもの生活や食事全体に目を向け、子どもが食べることの楽しさを感じるような環境を整えることが大切です。

食事はコミュニケーションの大切な場面である

食事にはいろいろな人が関わっています。ベランダで育てたトマト、お父さんがスーパーで買ってきてくれた魚など、その顛末とともに食材が届けられ、楽しい話を聞くことができます。そして、家族と一緒に食卓を囲むことができれば最高です。外出先で、一緒に出掛けた家族や仲間と普段とは違った光景のなかでともに食べた食事は、出先でのさまざまな出来事とともに記憶されます。食事は、人、空間、時間のつながりのなかで記憶されます。

このように、食事はコミュニケーションの重要な時間になります。食行動を育てることはコミュニケーションを育てることにつながります。子どもは、親から食べさせてもらうことを必ずしも好むわけではなく、自分で食べようとします。社会やコミュニケーションを学ぶ場である食事を一緒に楽しく食べることが、摂食嚥下機能の向上につながります。

子どもは褒められると意欲を示します。これは子育てや発達障害への対応でよくいわれることですが、それは摂食嚥下障害のある子どもも同じです。しかし大げさに褒めすぎると、食事を楽しむことではなく、褒められることが目的となり、それが遊びとなることにつながるので注意が必要です。これは、少しでも多くのものを食べさせようとするときに起こりがちです。理解度の高い子どもは、食事を「食べる」「食べない」という駆け引きに使うようになるので、大人が子どもに振り回されないようにしなければなりません。

食べるところを評価する場面の設定は大切です。みられている環境というだけで、食べ方が変わり、嫌がる子どももいます。嫌な経験をすると、その食物や場所で食べなくなる子どももいます。そのような場合は、食事をする場所が安心で安全な場所であることを子どもに感じてもらう必要があります。

子どもは食事に出されるものを自分の好物と苦手なものとに瞬時に識別し、好きなものに素早く手を伸ばし、嫌いなものは上手に隅に押しやります。介助されて食べる子は次に何が口に運ばれてくるかをしっかりみて判断しようとし、取り込みや口の動かし方を調整しています。観察するのは「口唇」「顎」「舌」といった部分ではなく、「子ども」です。子どもが食事をどのように感じているのかを観察します。上手に食べられなくても否定しないことです。初対面でも観察しているときに「上手に食べるね」などと声をかけると、多くの子どもがポジティブな反応をみせ次につながります。嫌いなもの、苦手なものも頑張って食べているときは上手に褒めましょう。食べたくないときには無理をする必要はありません。そして必ず食事の最後は褒めて終わりにして、記憶を楽しいものにします。その積み重ねが、食べることの上達につながります。ただし、褒めることが目的ではなく、楽しい食事にするための一つの要素にしかすぎません。

さまざまな経験から食べる機能は向上する

食行動は、生後の経験によって育ちます。食事から得られる経験は、広くいえば外界とのつながりや他者とのつながりであり、さまざまな感覚刺激から、期待、快・不快、喜怒哀楽を経験し記憶に残します。そして食事を楽しむことは、子どもにとって喜びを得る機会です。食事から得られる刺激は味覚だけでも甘い、辛い、しょっぱい、酸っぱい、旨いなどの種類がありますが、それ以外にも香り、彩り、食感（舌触り、歯ごたえ）、温度などのさまざまな感覚刺激を食事から受け取ることができ、実に多彩です。

家庭では料理を作るトントンという包丁の音、コトコト煮える鍋の音や匂いなどの刺激が心を弾ませてくれます。漂ってくる香りは、過去の記憶を呼び起こし、運ばれてくるであろう料理への期待につながります。

言葉を発しない子どもも、食物への興味が大きいことは、介助者が経験することです。障害のある子どもにとって食事で経験することは、大きな人生の財産になっていきます。

私たちはどうしても食事から得られる栄養や食事を食べるという行為にだけに目を向けがちですが、食行動を引き出すのは「食事という空間と時間」であることを忘れてはなりません。その思いを本人と保護者・介助者で共有することが大切です。

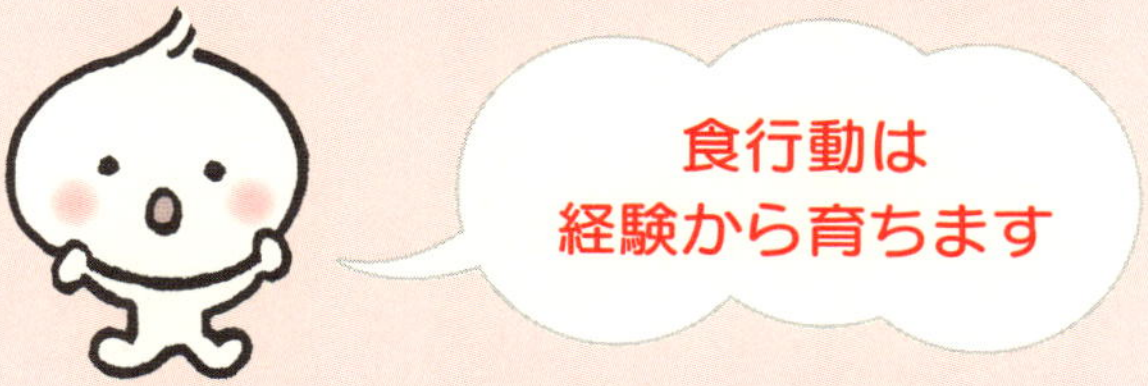
食行動は
経験から育ちます

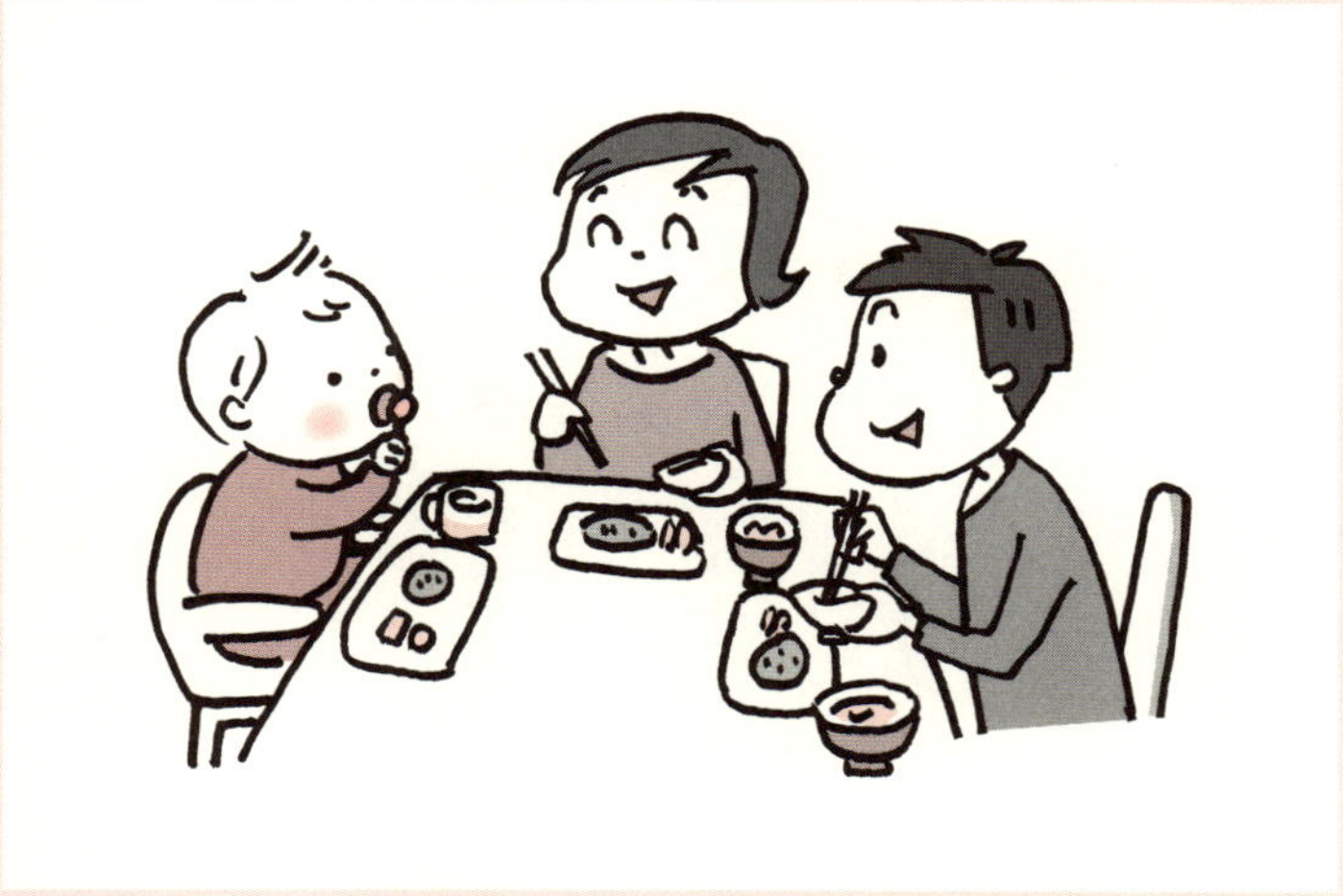

食べることを嫌がる子どもは、まずは安心と信頼から

親や介助者など、食べさせる人と子どもの信頼関係が必要です。食事をたくさん食べさせるために「戦い」をしてはいけません。頑張ってなるべく上手にたくさん食べさせようと思えば思うほど、子どもにも保護者にもストレスがかかります。摂食嚥下障害がある場合には、必要とされる栄養量を摂らねばならないという意識が強くなり、摂取量が少しでも減ると保護者は不安になり、子どもに食事を強要することにつながることもあります。保護者は過保護になったり溺愛したり、不安や否定的な気分になることもあるので、このような保護者の心理的な状況への対応も、指導する側の重要な役割です。

楽しく食べるためには、安心できる環境において、信頼できる人のもとで、空腹と食欲を引き出す五感への感覚刺激が加わることが必要です。このような状況を整えることから始まり、子どもの食事に対する意欲と行動を引き出すことで、最大の摂食嚥下機能を発揮できるようになります。通常の生活ではあまりに自然のことであり、このようなことは意識されませんが、食べることに問題をかかえる子どもたちの対応では最初に考えることが必要です。食べる意欲を引き出さないまま食事の介助法を考えても、よい結果に導けません。

子どもが食事を「受け入れない」状況で強要され続けると、防御反応を取り始めます。それは食事の拒否という形で現れます。食事場面では手で払いのけたり、皿や茶碗を押し戻したり、口を閉ざし

たり、顔を背けたりします。特に生理的な理由や痛みに対しては、強く拒否反応を示します。拒否がうまく表出できない子どもでは全身で訴え、緊張の亢進という形で現れることもあります。そして、どうしてもわかってもらえないときは疲れて寝てしまうことさえあります。

最初は拒否することも、自分を表出できる素晴らしい能力ととらえます。自分の気持ちを主張できることは、コミュニケーションを伸ばしていくうえで大切な一歩です。そして、支援する側としては「拒否」をしっかり受けとめることが、子どもとのコミュニケーションを築くための大切な一歩となります。拒否を受けとめなければ、子どもは介助者とのコミュニケーションをあきらめてしまいます。

拒否がみられたら、その理由を考えます。拒否の表出をまずは受け止め、そのうえで支援しようとする姿勢は子どもに伝わります。体調が悪いのかもしれませんし、自分で食べたいのかもしれません。それぞれの理由に対応することが、子どもが受け入れることにつながります。支援するというのは、こちらが何をしてあげたいかを考えることではなく、子どもの気持ちに応えることです。

子どもの意欲を引き出す環境づくり

いくら条件を整えても、空腹でなければ食べる機能は十分に引き出されませんし、水分の摂取には口渇が必要です。子どもは必ずしも空腹や口渇のサインをしっかり出してくれるわけではありませんので、小さなサインを感じ取ることが大切です。

食事の指導を行う場所は安心できる場所であることが大切です。あまり気が散らない環境が適していますが、反対に「さて、食事を食べましょう」と皆がじっと子どもをみつめるような状況でもいけません。食事に対する適度な意識が望まれます。家庭において皆で食卓を囲む状況は、このようなことが得られやすい環境です。

快適で楽しい食事の時間にするためには、阻害する要因を除去するとともに、五感を通して食欲を引き出す快適な刺激が入るようにします。それは各々の子どもで異なりますが、子どもが楽しい時間を過ごしているか、介助者が感じとるようにします。体調が悪いときに、食事を予定どおり行うという対応ではいけません。普段大好きな食事でも、体調の悪いときはマイナス方向に働きます。

自分で食べる行動を育てることが大切です。乳幼児期は「食べさせてもらう」「食べさせてあげる」という関係になりがちです。特に摂食嚥下障害があると、その傾向が強くなります。自分で食べる意欲を最大限に引き出すことを意識した指導が大切です。スプーンで食べさせることがあまりに中心的な食事になっている場合がありますが、自分で食べることを意識した支援が重要です。

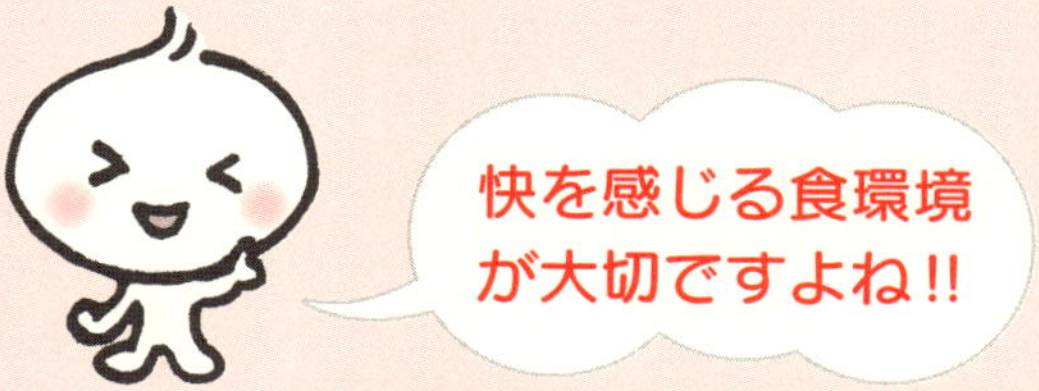
快を感じる食環境
が大切ですよね!!

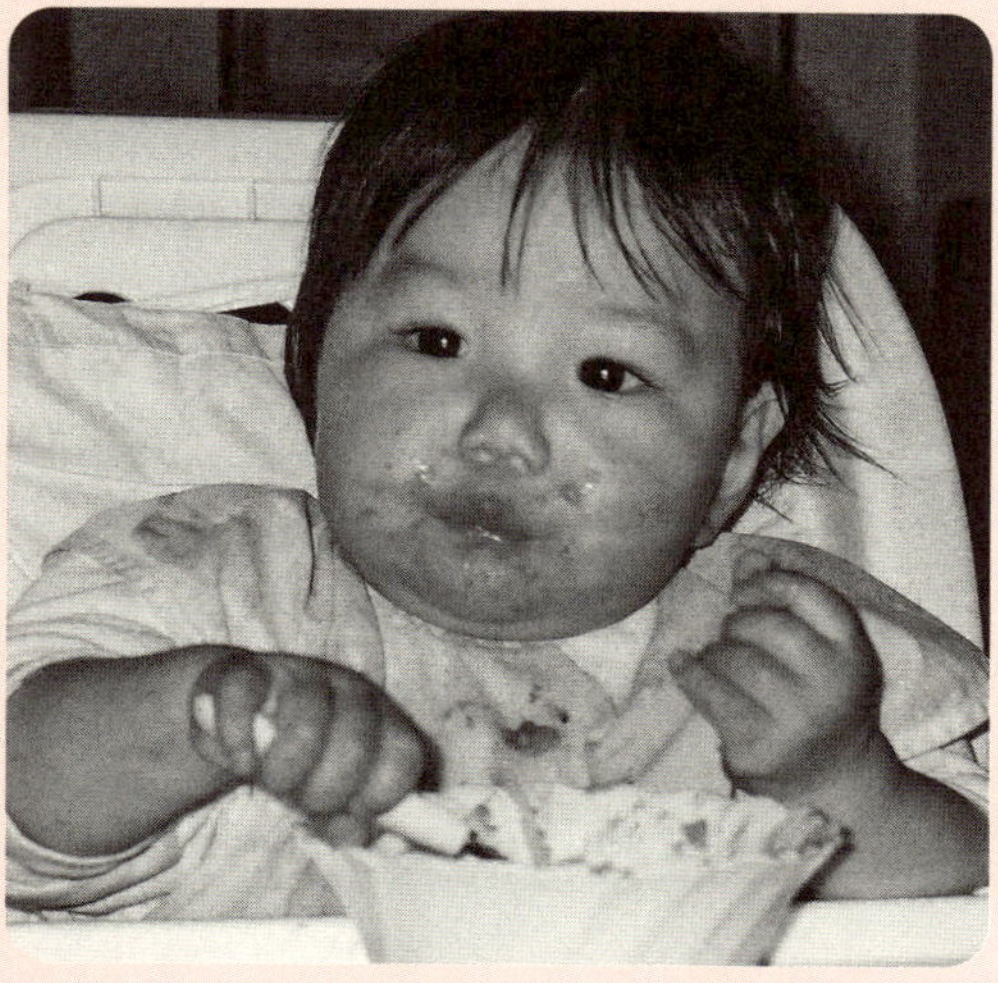

経管栄養・胃ろうの注意点を理解する

水分や栄養を経口摂取できないときには、何らかの方法により摂取しなければ生命を維持できません。その方法として、静脈栄養（中心静脈栄養、末梢静脈栄養）と経腸栄養（経鼻経管栄養、経胃ろう栄養など）があります。栄養摂取や免疫力の賦活などの面から消化管を用いた栄養がよいため、消化管疾患などを除いては、経腸栄養が望まれます。

消化管を用いる経管栄養には、カテーテルを留置する経路により経鼻・経口胃管、胃ろう、腸ろうなどがあります。留置するカテーテルの先端の場所には、食道、胃、十二指腸、空腸などがありますが、通常は胃です。それぞれに特徴があり、使い分けられます。

注入する食物は、カテーテルを通過すれば基本的には何でも注入することが可能です。注入は滴下する方法と注射器でのショット注入などがあります。粒のあるものや一部の詰まりやすい薬剤ではカテーテルの閉塞に注意が必要です。カテーテルに詰まらない程度のものであれば、ミキサー食や増粘剤などの使用も可能です。注入物の温度は、子どもの好みで室温でも温めてかまいませんが、長時間常温に置く場合には細菌汚染などに注意が必要です。

注入するときの姿勢は、安定した座位が可能であれば座位で行います。臥位での注入は、体の変形に配慮し筋緊張が軽減するような体位を取るようにします。胃食道逆流現象が考えられるときは、上半身を少し挙上するようにします。重症児で側弯や変形が強く、一般的によいといわれる体位でうま

表1　おもな経腸栄養法

経管栄養法	方法	特徴と問題点
経鼻経管胃栄養	鼻腔から胃内に挿入し、固定する	簡便である 太いカテーテルは刺激性が強い 固定がやや不安定で抜けやすい カテーテルの挿入が難しいことがある
胃ろう、腸ろう	経口摂取困難が長期に持続する場合、胃ろうを造設し注入を行う 胃食道逆流症があるときは同時に逆流防止術を行うことがある	カテーテルがないので口元がすっきりする 鼻咽頭の刺激がなくなり、喘鳴や誤嚥が減る ろう孔部の管理が必要になる

表2　経管栄養・胃ろうの利点と問題点

経鼻経管栄養と胃ろうの利点
- 安定した栄養確保
- 誤嚥の軽減

経鼻経管栄養の問題点
- 鼻咽腔の分泌物の増加
- 呼吸路の狭窄
- 挿入時の周囲の損傷
- カテーテルによる鼻翼や喉頭蓋の損傷
- 不快感（挿入時や挿入中）
- 空腹と関係ない注入
- 胃食道逆流の増加

胃ろうの問題点
- 手術侵襲
- 術後のトラブル
- 挿入部周囲の肉芽
- 胃ろう器具の脱落
- 空腹と関係ない注入

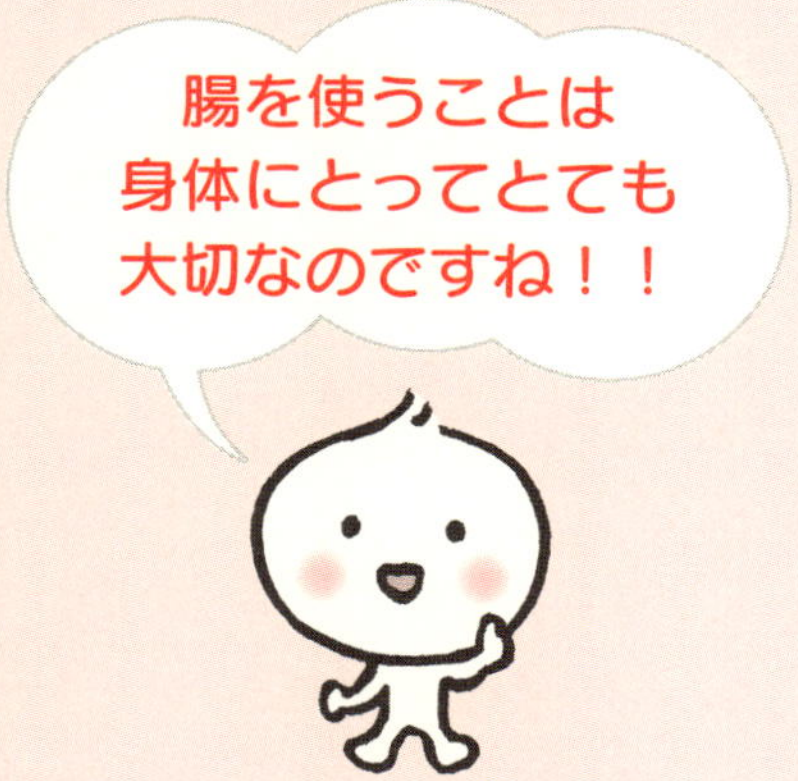
腸を使うことは
身体にとってとても
大切なのですね！！

くいかないときは、子どもに合った姿勢をとります。

注入速度は、通常は30～60分くらいで入るように調節しますが、個人差や病態により時間を調整します。経腸栄養剤は高栄養食品であることが多いため、経腸栄養剤の導入時にはその食品に慣れるための時間が必要です。薄めの濃度の栄養剤の使用や少量から始めることを考慮します。十二指腸チューブ、あるいは腸ろうからの注入では、胃で停滞することなく入るので、ダンピング症候群に注意し注入をゆっくり行います。注入後にはチューブ洗浄のためにチューブ内に水を通し、十倍稀釈の食用酢を入れておく場合もあります。

注入途中で咳き込み、嘔吐、チアノーゼなど呼吸状態に変化のある場合は、すぐに注入を中断します。

胃ろうボタンまたはカテーテルが抜けてしまった場合は、ろう孔が小さいと塞がりやすいので、新しい器具をなるべく早く挿入します。通常の器具の挿入が難しければ、細めの器具を挿入することもあります。胃ろうの状況により対応が異なるので、主治医と相談し、抜去時の対応を考えておきます。

経管栄養や胃ろうからの注入は、満腹や空腹の状況が十分にわからないまま行われます。そのときの体調や活動などさまざまな要因で変化します。そのため、適切な注入は一定量や定時の注入ではありません。注入量や時間を子どもに合わせて適切に変えることは不可能ですが、栄養面だけではなく食欲も考慮した対応が必要です。

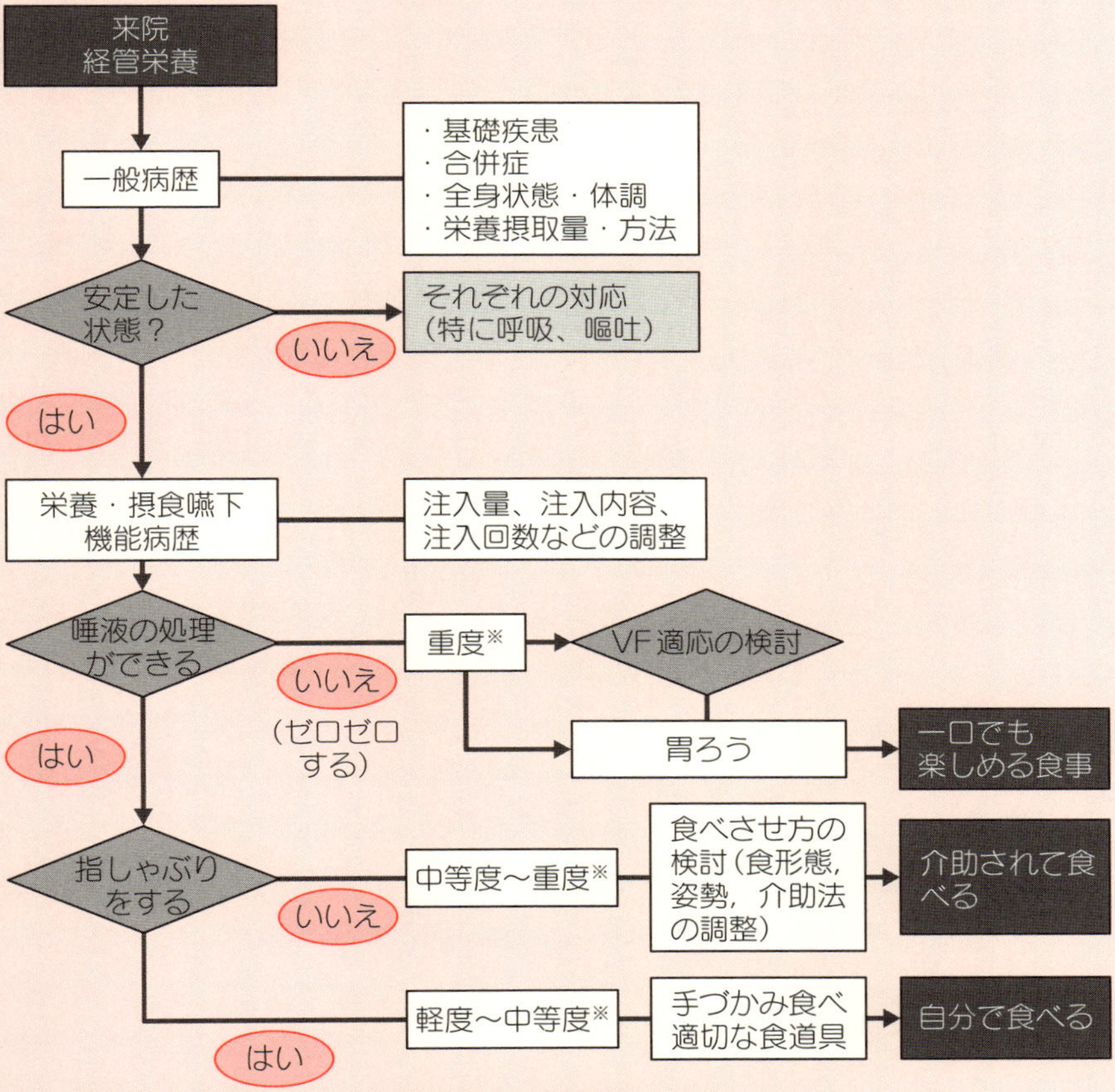

図　小児の経管栄養を行っている摂食嚥下障害への対応
※年齢により具体的対応は異なる。

経腸栄養剤と半固形食の注入の実際

経腸栄養剤は、剤形で粉末状、液状、半固形に、さらに医薬品か食品かに分類されます。また高濃度から低濃度タイプ、病態別栄養剤などもあります。原料から天然食品の濃厚流動食と、天然食品を人工的に処理もしくは合成したものからなる人工濃厚流動食に分けられます。さらに人工濃厚流動食は、タンパク質の分解程度により、半消化態栄養剤（タンパク質）、消化態栄養剤（ペプチド）、成分栄養剤（アミノ酸）に分類されます。

経腸栄養剤は成分が一定になっているため、同じ経腸栄養剤の使用は栄養素の不足につながる場合があります。経腸栄養剤の種類により不足しやすい栄養素は異なりますが、亜鉛、セレン、ビオチン、ヨウ素、食物繊維などがあります。このような場合には、不足分を他の食品で補うようにします。経腸栄養剤は経口摂取することも可能であり、さまざまな味のものがあります。

半固形栄養剤は、栄養剤にとろみ調整食品（134頁参照）を用いて半固形化した場合とすでに半固形状態でできている栄養剤があります。経口摂取時にも用いられることもあります。胃ろうからの注入においても濃厚流動食にとろみ調整食品を加え半固形化して、ショット注入することもできます。

経腸栄養剤でも
栄養素が不足する
ことがあるのですね!!

表　経腸栄養剤の特徴の比較

	消化態栄養剤		半消化態栄養剤	
	成分栄養剤	ペプチド栄養剤	液状	半固形
タンパク成分	アミノ酸	アミノ酸、ペプチド	タンパク質、ポリペプチド	タンパク質、ポリペプチド
脂肪含有量	極めて少ない	少ない	比較的多い	比較的多い
消化	不要	ほとんど不要	必要	必要
浸透圧	高い	高い	比較的低い	さまざま
味	不良	不良	比較的良好	比較的良好
特徴や注意点	成分栄養剤は浸透圧が高いため投与初期には下痢に注意。脂肪の含有が少ないため、長期に用いる場合は必須脂肪酸の欠乏になる	吸収効率はよい。消化管術後、短腸症候群、炎症性腸疾患などに用いられる。浸透圧が高いので下痢に注意する	消化吸収に問題がなければ、経腸栄養剤は半消化態を選択する	胃食道逆流症の軽減に使われる。胃ろうのろう孔からの漏れの改善、ダンピング症候群の予防、ボーラス投与が可能（20Fr以上のチューブ径が必要）である
医薬品	エレンタール、エレンタールP	ツインラインNF配合経腸用液	エンシュア・リキッド、エンシュア・H、ラコールNF配合経腸用液、エネーボ	ラコールNF配合経腸半固形剤
食品			アイソカル1.0ジュニア、テルミールミニ、エフツーアルファ、メイバランスなど	テルミールソフト、PGソフトTMEJ、エフツーショットTMEJ、ハイネゼリーなど

胃ろうからのミキサー食の注入を活用する

胃ろうや栄養カテーテルから色々な食品を入れることは、栄養摂取の偏りを起こさないために大切であるといわれてきました。しかしながら、簡便さと栄養バランスへの不安などから、いつのまにか注入する食物は経腸栄養剤が中心になってきました。経腸栄養剤はバランスよく栄養が入ってはいますが、欠点がないわけではありません。

細いカテーテルで濃厚な食物を注入することは困難ですが、経腸栄養法として胃ろうが用いられることが多くなり、普通に食べる食物をミキサーにかけ、ペースト状にした半固形食を用い注入しやすくなりました。それは、通常の生活のなかで固形物を食べるときは、咀嚼しドロドロの半固形状態で飲み込むことが自然だからともいえます。経腸栄養剤から半固形食（ミキサー食）にすることは、ダンピング症候群を起こしにくいため、注入時間も短縮できます。ほかにも便性の改善やさまざまな食品が入るなどの利点があります。デメリットとしては、食材の固さの調節が難しく手間がかかることがあげられ、1日1食だけでも半固形食を活用することも考えられます。

食物には、ミキサーにかけることによってペースト状になりやすいものとなりにくいものがあります。胃ろうから注入するにはミキサーにかけた食物がスプーンからポタポタ垂れる程度の固さからマヨネーズ程度の固さに調整します。

液状の食品のとろみの調整には、とろみ調整食品も使用できます。栄養バランスは通常の食事を作るつもりで行います。またミキサーされた状態で販売されているレトルト食品や半固形状の栄養剤も使用できます。

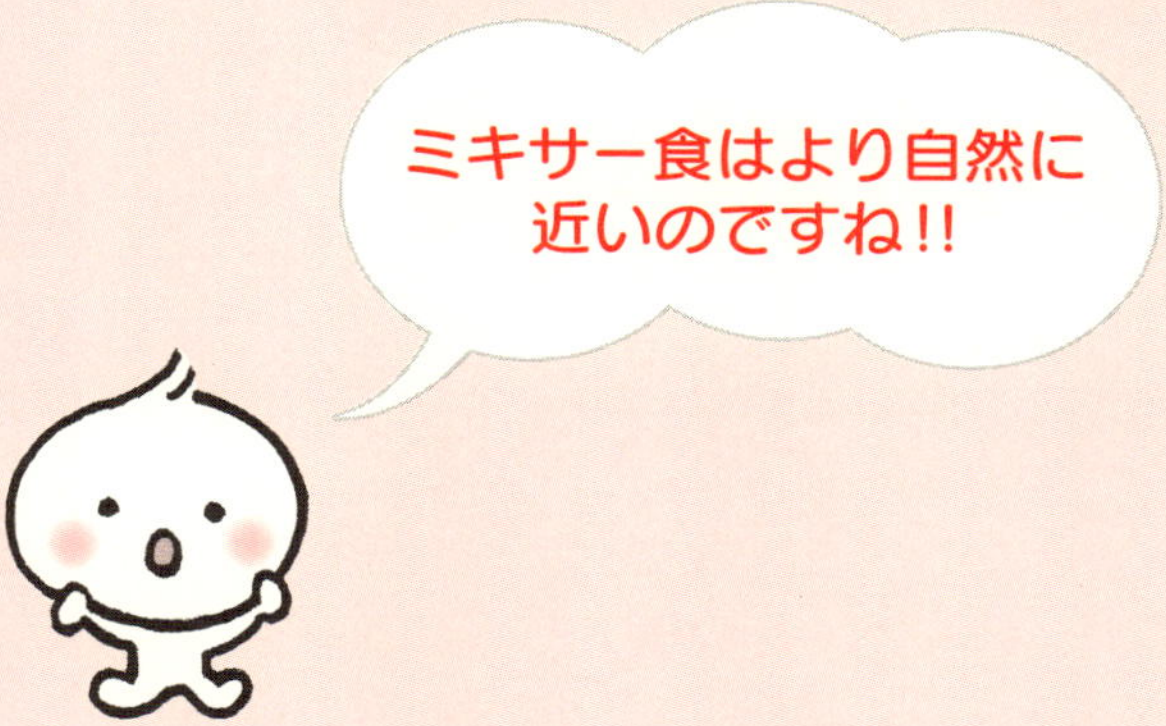

表　ミキサー食の利点と欠点（液体経腸栄養剤に比較して）

利　点
- 液体に比べて生理的である
- 下痢を起こしにくい
- 短時間で注入できる
- 様々な食品、栄養素が摂れる

欠　点
- 経鼻カテーテルでは注入が難しい
- 作成に時間がかかる

食べる機能の支援は訓練ではない

重症でも軽症でも、摂食嚥下障害の支援に共通する目標は食事を楽しむことであり、たくさん食べることではありません。食べる量が少なく悩んでいる場合でも、食事を楽しむことができ全身状態が安定すれば、自然に摂取量は増加します。それは摂食嚥下障害があって全量を摂取できないときも同様です。

しかし摂食嚥下障害がある場合に、少しでも多く食物を摂取することを目標として、苦労と努力を重ねた結果、食事を楽しむことができない状況に陥ることがしばしばあります。特に食行動を獲得する乳幼児期の経験は大切です。そのときはどのようにしたら食事を楽しめるかを最初に考え、そのために長い時間がかかることもあります。

摂食嚥下障害のある子どもは上肢機能や体幹機能の問題を伴うことが多く、食べさせてもらう場面が増えます。そして親は頑張ってたくさん食べさせることが目的や満足になってしまいます。食べさせてあげることは必要ですが、手伝いすぎると子どもが自分で食べようとする食行動を奪うことにもなります。中心であるべきは、子どもの食べることに対する意欲と、自分で食べようとする気持ちです。

摂食嚥下障害への支援は、適切な方法の選択が重要です。訓練法があるから訓練を行うということでは機能を伸ばすことはできません。子どもの生活全体を考えて、摂食嚥下機能の促進を図ることが必要です。たとえば呼吸困難のあるときにどのような食事の支援を行っても、子どもは苦しいだけで

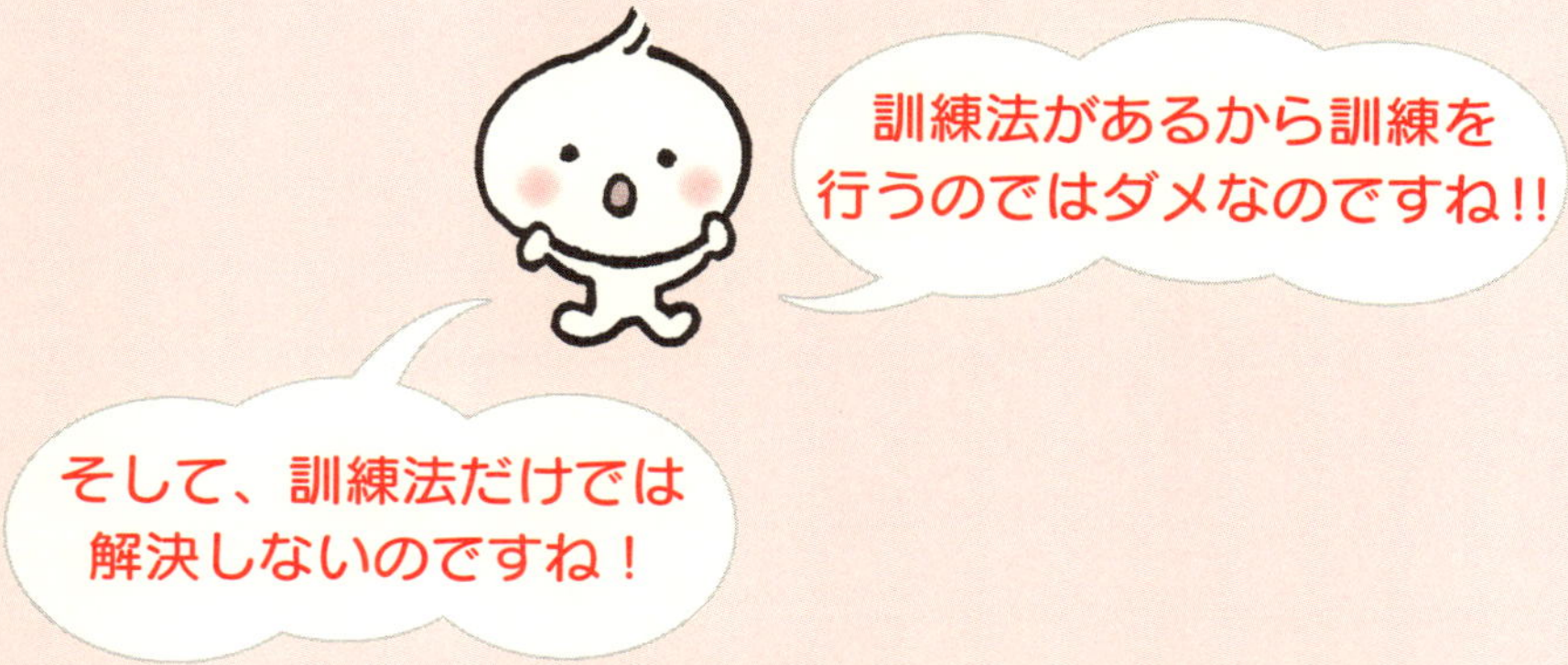
訓練法があるから訓練を
行うのではダメなのですね!!
そして、訓練法だけでは
解決しないのですね！

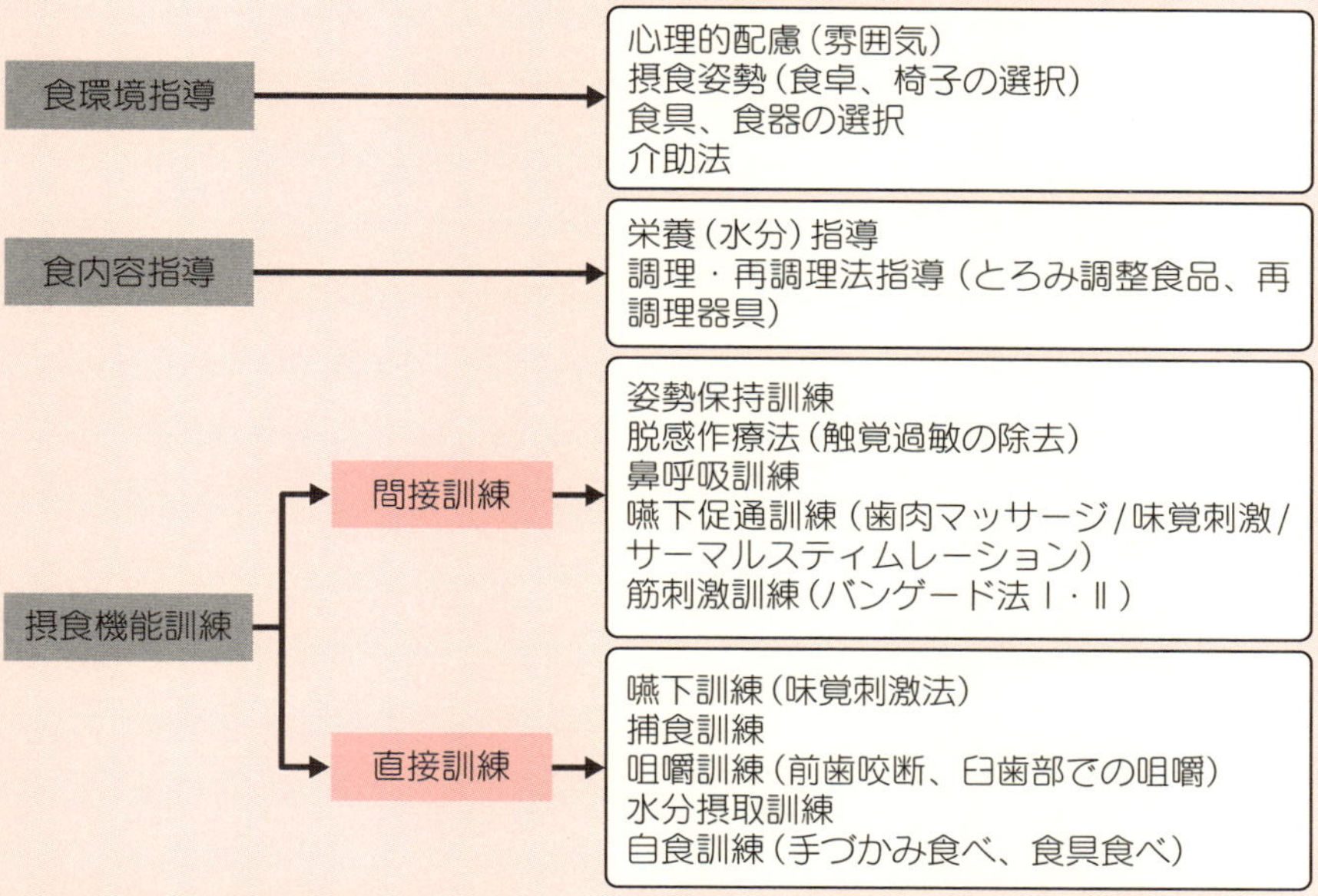
食環境指導
心理的配慮（雰囲気）
摂食姿勢（食卓、椅子の選択）
食具、食器の選択
介助法
食内容指導
栄養（水分）指導
調理・再調理法指導（とろみ調整食品、再
調理器具）
摂食機能訓練
間接訓練
姿勢保持訓練
脱感作療法（触覚過敏の除去）
鼻呼吸訓練
嚥下促通訓練（歯肉マッサージ/味覚刺激/
サーマルスティムレーション）
筋刺激訓練（バンゲード法Ⅰ・Ⅱ）
直接訓練
嚥下訓練（味覚刺激法）
捕食訓練
咀嚼訓練（前歯咬断、臼歯部での咀嚼）
水分摂取訓練
自食訓練（手づかみ食べ、食具食べ）

図　摂食機能療法の実際（金子、1987を一部改変）

成果は上がりません。このような場合は、まず呼吸困難の改善が先になり、無理に食べさせないことが正しい選択になります。実際には、複数の要因を考えた支援を行う必要があり、対応を誤れば摂食嚥下機能の発達を阻害することになります。

支援・治療計画を立てるときに注意すべき点は、介助法や訓練法を中心としたプログラムにならないことです。少しでも改善してほしいという気持ちから、保護者は摂食嚥下障害の介助や訓練を導入することに非常に積極的です。その結果、介助法や訓練法ばかりが注目されます。そして保護者とともに治療者も口腔機能や嚥下機能ばかりに焦点を当て、全体の対応や治療の方向性を見失うことさえあります。そして日々の楽しい時間であるべき食事が、辛い時間になることも珍しくありません。「食べる」ということは、毎日の生活で繰り返されることであり、子どもや家族にとって生活の基盤となることです。食事を楽しい時間にすることを前提にしたアプローチが必要です。

そのためにはまず、訓練という考え方を捨てなければなりません。そして摂食嚥下機能療法という狭い考えのアプローチではなく、子どもが楽しく食べる食事のための、姿勢、食形態、食具などを考えるようにします。

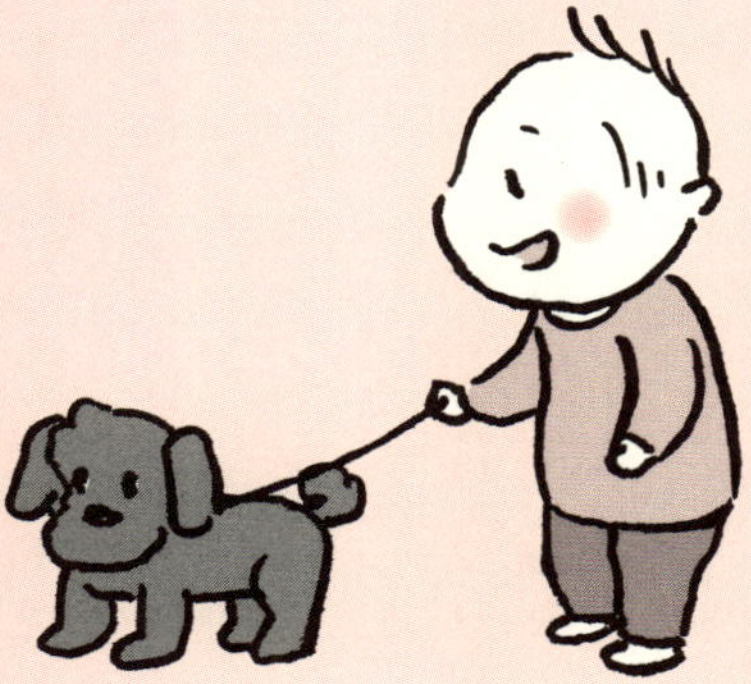

口腔周囲の過敏と歯肉マッサージの考え方

口もとを触れられることは、だれでも不快なことです。これは口が身体の外部から内部に通じる場所であり、警戒が必要な部位だからです。ですから口腔周囲を触れられた子どもが嫌がる様子を口腔周囲の感覚過敏と考えてはいけません。ほとんどの子どもは、口腔周囲を触られることを嫌がりますが、これは当然の反応です。

摂食嚥下障害のある子どもにおいても、自分の指や玩具を口にもっていく子どもは、口腔周囲の感覚過敏は基本的にありません。このような能動的な行動を食べる行動につなげることが大切です。指しゃぶりをするような子どもで食物を拒否するときは、この感覚が嫌いで、受け入れる気持ちがないための反応です。このような状態の子どもに、口腔周囲を触れることや歯肉マッサージのようなことを行っても拒否反応がみられ、能動的な動きにつながりません。

歯肉マッサージを最初は嫌がっていた子が、1年行って口腔の過敏がとれたという話を聞くこともありますが、それは嫌な歯肉マッサージに耐えることに慣れ我慢して受け入れただけであり、自らの食事に対して口を動かすことにはつながりません。食べるためには口を使うことを楽しめることが大切であり目標です。

重症心身障害児における歯肉マッサージは、唾液の分泌を促し、口腔内への刺激に慣れ、口腔ケアにつながります。歯ブラシなどに慣れるための前段階としても歯肉マッサージは活用されます。このような場合は、能動的な動きを引き出すことが目的でなく、受け身で行われる口腔ケアにつなげ、誤嚥性肺炎を予防することなどにより健康管理に役立てます。

　歯肉マッサージを行うときは、子どもの口の大きさに合わせて実施者の指を口腔内にゆっくりと挿入し、嫌がらなければ、中央から奥歯にかけてゆっくりと動かします。話をしたり歌いながらリズミカルに行うこともよいことです。

　触られることを嫌がる子に対してまず行うべきことは、日常生活における信頼関係と環境を整えることです。嫌がる子どもの口腔周囲や口腔内を無理して触れることは、より状況を悪化させます。歯肉マッサージは食事の時間と切り離して行い、同時に遊びや入浴などの日常生活を通した感覚刺激の受容を進めることが大切です。そのためには快適な感覚を入力をすることが重要です。

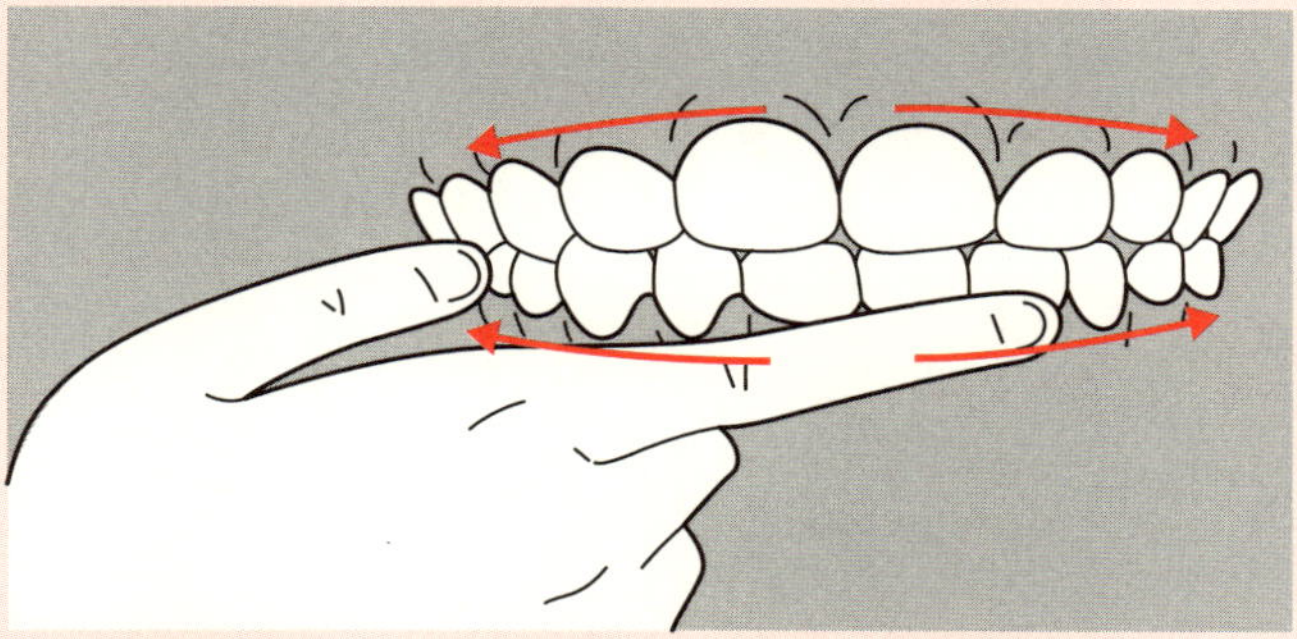

図　歯肉マッサージ

嫌がっても、繰り返し行うと子どもは抵抗しなくなるが、能動的な動きにつながらない。
自分で指をなめている子どもは指の感覚を受け入れているといえる。促したい動きを引き出せる食事、遊び、環境、道具を用い、主導権を子どもに渡そう!!

子どもの能動的な行動を引き出す支援を考えなければならないですね!!

嚥下に重要な口唇の閉鎖

口唇閉鎖は、上手に飲み込むために大切な機能です。この機能は安静時や摂食状況をみることにより評価できます。また、口を閉じない子どもは呼吸障害を伴うことが多く、呼吸の評価と対応を同時に考えます。安静時に口唇を閉じる多くの子は、摂食時に口唇閉鎖ができます。姿勢や食形態や食具の工夫により閉鎖しやすい状況をつくります。そのためには安定した姿勢を保つために頭頸部を支持したり適切な姿勢をとり口唇や顎の動きを引き出します。

口唇閉鎖が不十分であると、その対応として口唇介助が行われることがあります。しかし口唇は敏感な部位であり、口唇を介助されることを子どもは嫌がります。私たちが食事中に口の周りを触れられていたら、苦痛以外の何ものでもありません。そのため、口唇介助で口唇閉鎖の行動を引き出すことは難しく、自らの口唇閉鎖を行う動作を引き出す必要があります。たとえば、自分の指や玩具や食器や食物をなめることなどです。このようなところから口唇閉鎖機能を向上させ、それを食事中の口唇閉鎖につなげることを目指します（**図**）。顎の介助も同様ですが、筋力が低下して顎の支持ができない場合は、低下した筋力を補うために適切な姿勢や顎の介助を行うことが有用です。

口唇や舌や顎をうまく使えず、口唇閉鎖をしないで食物を飲み込むような状況（いわゆる乳児様嚥下）が一部でみられます。子どもが何とかそのような方法で嚥下する方法を身につけたといえるでしょうが、誤嚥を起こす頻度も高くなります。口唇を閉鎖しないで飲み込む理由は、鼻咽腔閉塞や呼吸障

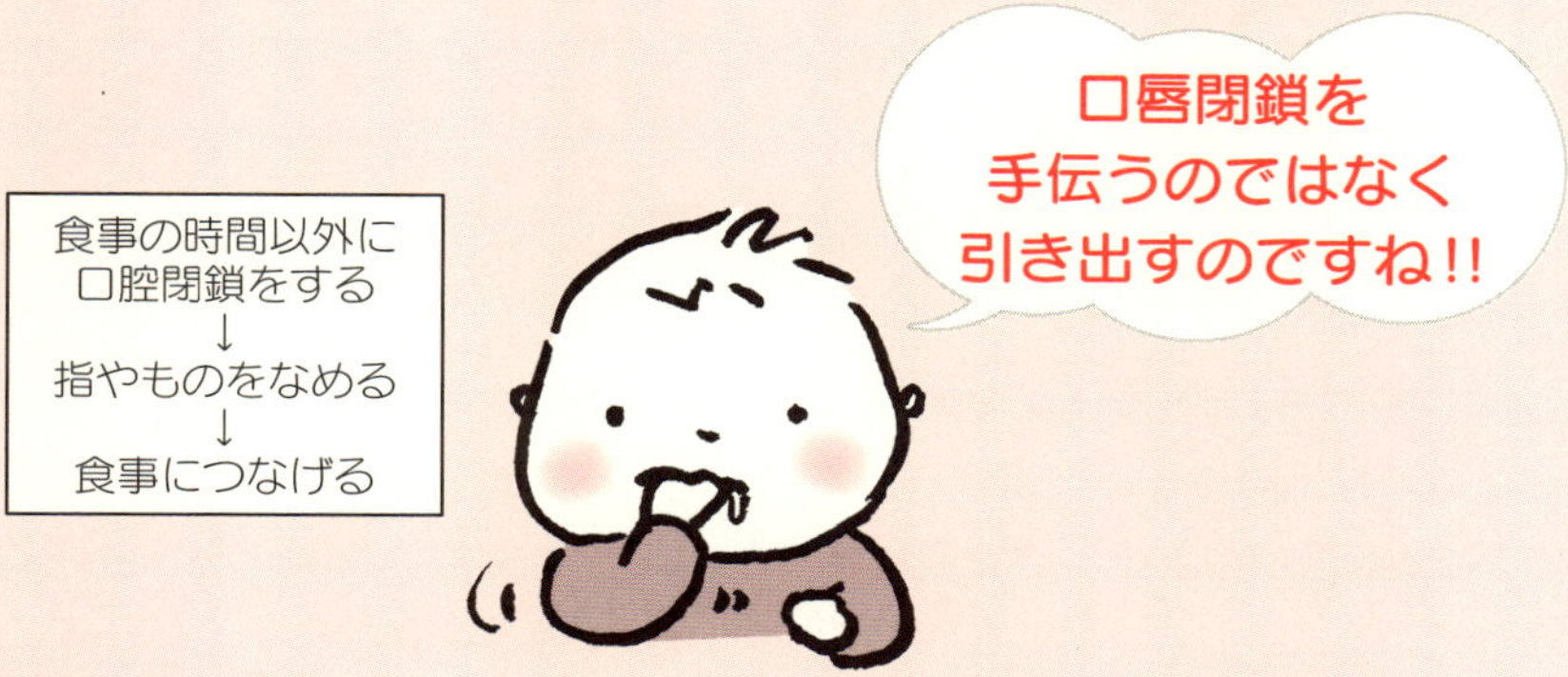
食事の時間以外に
口腔閉鎖をする
↓
指やものをなめる
↓
食事につなげる
口唇閉鎖を
手伝うのではなく
引き出すのですね!!

図　口唇閉鎖を引き出す

害や筋緊張の亢進や筋力低下や協調運動の障害などの存在があります。まず原因を考え、改善するための方法をとる必要がありますが、すべて解決できるものではありません。子どもによっては、障害された機能を補うべく、残された機能を用いて通常とは異なる嚥下方法を獲得することもあります。その場合は、安全に飲み込めることと本人にとって苦痛はないかということを評価して、残された機能を活かす方法を考えます。

成人では口腔周囲の筋を動かす嚥下体操などが行われ、摂食嚥下機能の維持や改善に有効と考えられています。摂食嚥下障害のある子どもが、嚥下体操のような指示に従って筋肉を動かせることは例外です。口の周囲に外部から力を加えると抵抗するために筋肉は動きますが、それでは口を使うことを楽しめません。訓練ではなく、笑う、泣く、声をだすことなどの食べること以外のことや指しゃぶりや玩具をなめるなどの遊びを楽しむことから、口腔周囲の筋肉の動きを引き出します。

重症児は誤嚥性肺炎を予防する

誤嚥性肺炎とは、日本呼吸器学会の診断基準では**表**のようになります。嚥下機能が低下していると誤嚥性肺炎のリスクが高く、胸部エックス線などの画像で浸潤陰影が認められる場合は誤嚥性肺炎である可能性が高くなります。また、気管の狭窄などにより無気肺を生じることもあります。

誤嚥性肺炎の原因は、経口摂取した食物や水分、唾液や食物などの口腔内残留物、逆流や嘔吐した胃内容物があります。しかし、何による誤嚥なのかは画像検査や血液検査では区別することはできません。ですから、誤嚥性肺炎が疑われた場合は食事・水分、唾液、胃食道逆流や嘔吐の可能性を考えて対応することが大切です。食事中や食事後では食物の誤嚥が多く、睡眠時や咽頭喘鳴の存在は唾液や口腔内残留物の垂れ込みを示唆します。胃内容物の誤嚥は胃食道逆流症の場合にみられます。

このような対応として、食事中や食後の誤嚥は、食形態や姿勢などに配慮します。唾液の誤嚥は呼吸状態の改善や必要に応じて吸引を行います。そして口腔内を衛生的に保つために、口腔ケアを行います。胃食道逆流に対しては、食事中や食後に腹圧をかけないようにし上半身をやや起き上がらせる姿勢をとることなどにも注意します。

表　誤嚥性肺炎の臨床診断基準

肺炎の診断基準　肺炎の診断は、次の①、②を満たす症例とする。 ①胸部エックス線または胸部CT上で肺胞浸潤影を認める。 ②37.5℃以上の発熱、CRP異常高値、末梢血白血球数9,000/μL以上、喀痰などの気道症状のいずれか二つ以上が存在する。
確実例　誤嚥の直接観察 ①明らかな誤嚥が直接確認され（食物、吐物等）、それに引き続き肺炎を発症した例。 ②肺炎例で気道より誤嚥内容が吸引などで確認された例。 ほぼ確実例　嚥下機能障害の存在 ①臨床的に飲食に伴ってむせなどの嚥下機能障害を反復して認め、肺炎の診断基準①および②を満たす例。 ②確実例のAまたはBに該当する症例で、肺炎の診断基準①または②のいずれか一方のみを満たす例。 疑い例　嚥下機能障害の可能性 ①臨床的に誤嚥や嚥下機能障害の可能性をもつ下記の基礎病態ないし疾患を有し、肺炎の診断基準①または②を満たすもの。 ②嚥下機能障害が、経過中に客観的な検査法によって認められた症例（嚥下誘発試験等）。

（日本呼吸器学会　医療・介護関連肺炎診療ガイドライン、成人院内肺炎診療ガイドライン）

（岡本真一郎，藤井一彦，興梠博次：呼吸器内科における嚥下性肺炎，2014.）

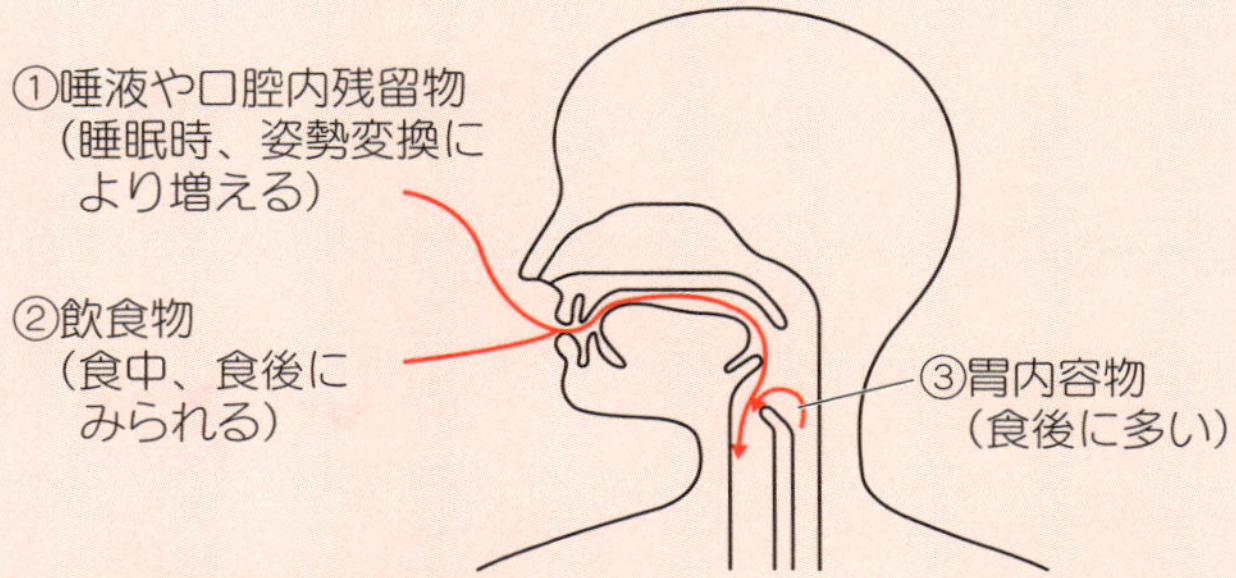

図　誤嚥性肺炎のおこり方

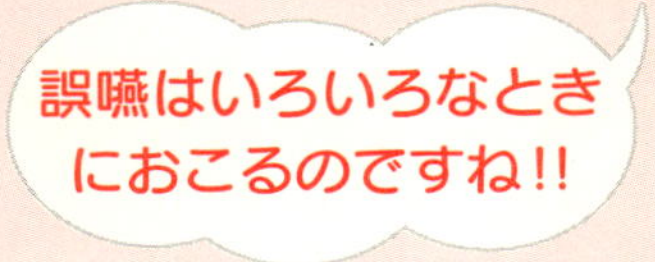

姿勢のコントロールにより摂食嚥下機能を引き出す

摂食嚥下障害では、食事中の姿勢のコントロールが大切です。特に筋緊張の変化や重症度により適切な姿勢が異なり、それぞれに適した姿勢を選ぶ必要があります。摂食嚥下障害の姿勢の評価では、自分で頭頸部をコントロールできるかが重要な点となります。健常者でも、頸部の位置により飲み込みやすさが大きく異なります。自分で前傾、後屈、側方回旋して食物や唾液を飲み込むようなことをすることで、食べやすい姿勢や食べにくい姿勢を感じることができます。そして自分で食べやすい姿勢を無意識にとります。筋緊張や協調運動に障害があり姿勢を保てない場合はその支持や介助が必要であり、個々に合わせて姿勢を考える必要があります。

通常は、ベッドに横になった姿勢のまま食べることは大変難しいことです、自分で坐位を維持できない場合は、身体を起こしさらに頸を前傾させて、飲み込みやすい姿勢を探します（**図**）。食事の姿勢のポイントを**表**に示します。しかし個人差が大きいので、先入観にとらわれず、子どもに合った姿勢を探すことが大切です。自分で体勢をとれる子どもは、自分で食べやすい姿勢を探すので、その姿勢を活かします。

表　食事の姿勢の基本的ポイント

頭頸部	：真っすぐか軽度の前屈位 （脳性麻痺では姿勢や反り返りのコントロール） （低緊張では頸部を支えて安定をはかる）
肩と上肢	：後方にひかれる場合、上肢を屈曲させ体の前におき、反り返らないようにする
体幹の角度	：体幹の支持機能に合わせて身体を起こす 支持機能が悪いときには起こしすぎないようにする
腹部と下肢	：股関節や膝関節を屈曲させ、姿勢の安定と筋緊張をコントロールする

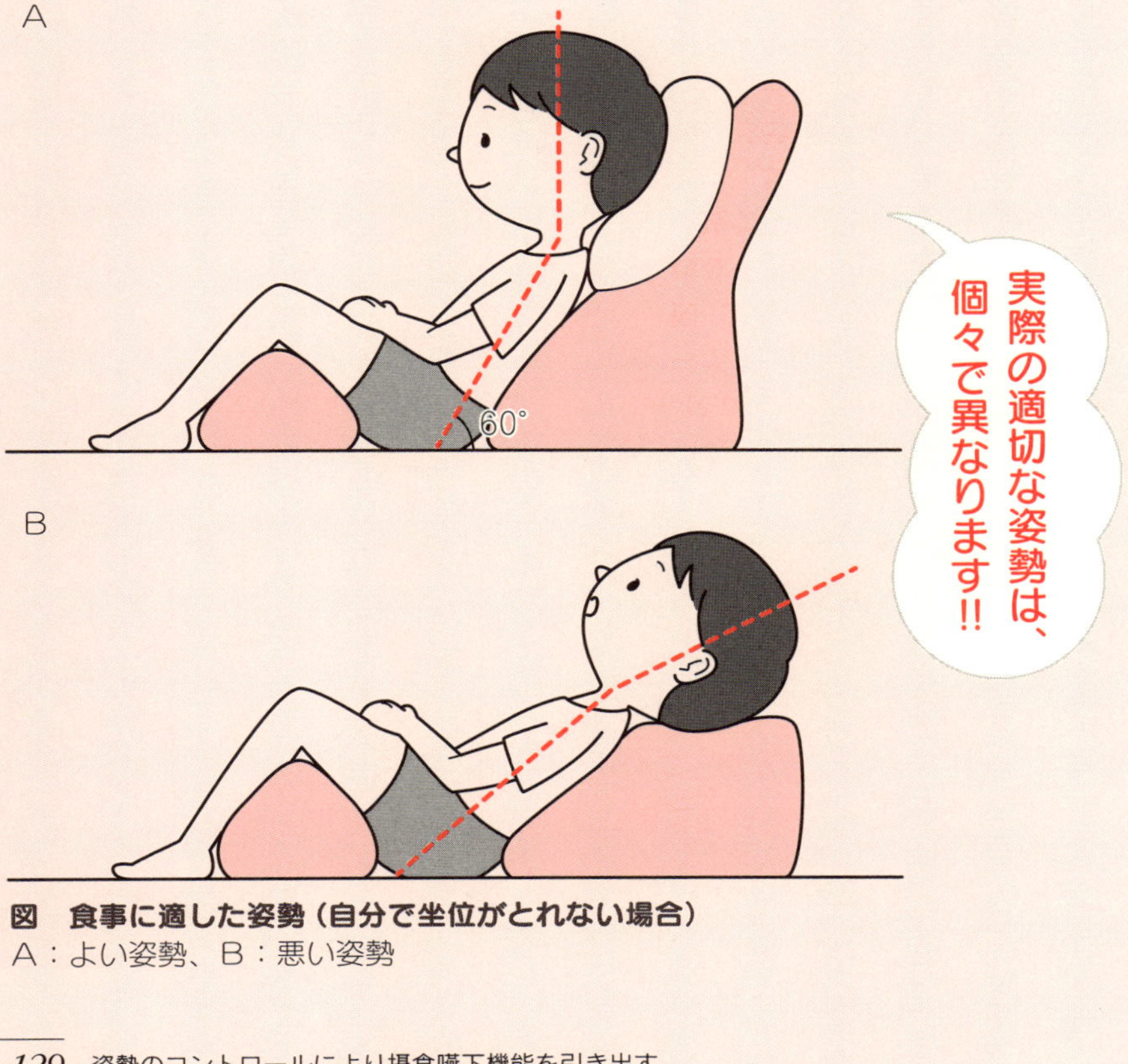
A
60°
B
実際の適切な姿勢は、
個々で異なります!!

図　食事に適した姿勢（自分で坐位がとれない場合）
A：よい姿勢、B：悪い姿勢

軟らかいものばかり食べていると咀嚼は下手になる

以前は、難しい食形態の食物を重症児がむせながら食べさせられている状況や、おぼれるように水分を摂取する状態がみられました。このようなことへの対応として、子どもの摂食嚥下機能に合った食形態の必要性が考えられ、工夫によりさまざまな形態の食事が作成されるようになりました。とろみを簡単につけられる食品が開発され、形態の調節が容易にできるようになり、さらに製品としてもペースト状、ピューレ状、ゼリー状等の形態のものが市販されるようになりました。このようななかで、摂食嚥下障害のある子どもの食物は、誤嚥を起こしにくいといわれるペースト状等の軟らかく均質な形態が選択されることが多くなりましたが、食形態を落とせばよいというものではありません。

しばしば、子どもが丸飲み込みをするので困りますという話を聞きます。大きなものを丸飲み込みするために危険であるとか、少し粒があるものを飲み込むなどと状況はさまざまです。そして、丸飲み込みするから食形態を上げないようにいわれ、ペースト状のものをあげているということもあります。しかし、ペースト状の食形態では咀嚼をする必要がなく、飲み込むのは当然のことになります。ペースト状や細かく刻んだものでは咀嚼する練習にはなりません。食べものには咀嚼の必要なものがあることを早期から経験することが必要です。

口腔内での感覚刺激から考えると、ペースト状の食形態は刺激が少ないものです。また、ペーストでは手づかみして自分で食べることができず、手指や上肢機能の向上につながりません。このようなことから、ペースト状の食物ばかり食べていると、食べる機能は停滞してしまいます。

発達期の子どもには、安全に配慮したうえで咀嚼する必要のあるものを与えることにより、経験を積む必要があります。子どもに意識させて前歯で噛み切ることや、臼歯で咀嚼することを意識した練習とも少し違います。子どもがさまざまな食形態を経験し感じて、処理できる能力を獲得することです。

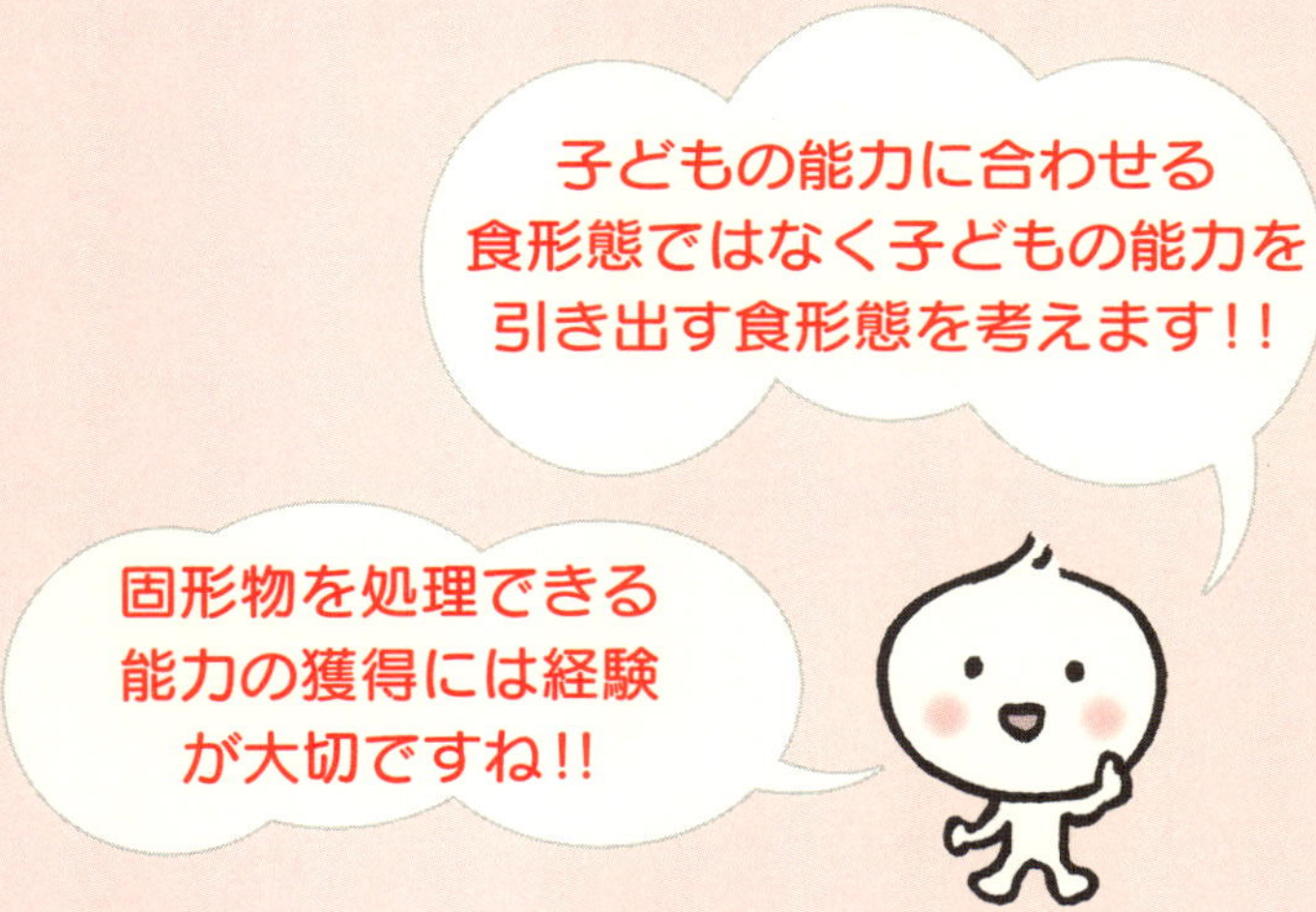
子どもの能力に合わせる
食形態ではなく子どもの能力を
引き出す食形態を考えます!!
固形物を処理できる
能力の獲得には経験
が大切ですね!!

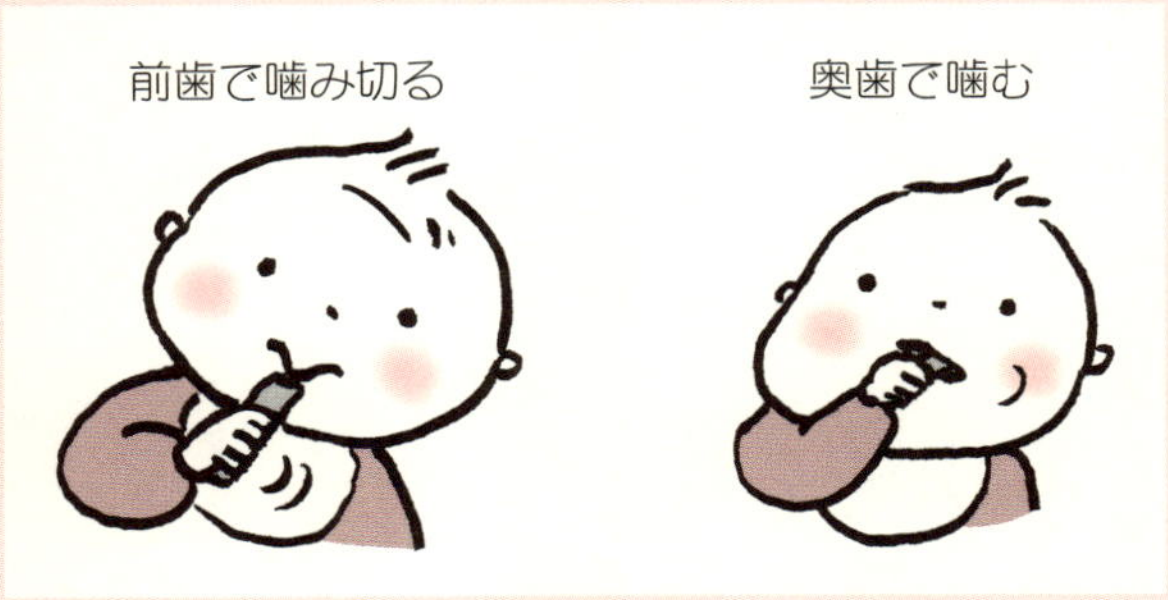
前歯で噛み切る
奥歯で噛む

嚥下調整食分類を活用する

子どもの食形態については、離乳食（補完食）の考え方から初期食、中期食、後期食、さらに幼児食、普通食等に分けられます。そのほかにも、細かく刻んだ刻み食等のいろいろな表現があります。さらに、普通食をミキサーやフードプロセッサーなどを用いて再調理や加工することもあります。いずれにせよ、言葉で食形態を表現することは大変に難しいものです。

半固形食は普通食をミキサーやフードプロセッサーを用いて粉砕し、さらに水分量を調節することで固さや粘性を調節することでつくれます。半固形食の性状は、粘性、弾性、変形能、形状、付着性、粒度感などにより異なり、それぞれの子どもにおいて食べやすい形態や食感があります。摂食嚥下障害の子どもは食塊形成・保持能力の不足や送り込む力の不足があり、ばらけすぎず拡散しない食品性状である「まとまり」と付着性を考慮する必要があります。増粘剤の使用やミキサー粥やでんぷんの付着性が経口摂取時に悪影響する場合は、酵素入りゲル化剤などの使用により、ベタつきが改善されて食べやすくなる場合もあります。とろみ調整商品などは栄養剤や食品との組み合わせにより、その利点を活かして使用します。

摂食嚥下障害のある子どもの食べやすさを考慮した食事を嚥下調整食といいます。嚥下調整食は、粘性、弾性、変形能、形状、付着性、粒度感などの性状を調整します。性状を調整するための食品には、粘性を付加することができる食品、固形化に利用できる食品、デンプンの粘性・付着性を抑制する食品があります。日本摂食嚥下リハビリテーション学会は、発達期摂食嚥下障害児（者）のための嚥下調整食分類2

Ｏ１８（**図**）として、離乳食との関連も示しています。主食をペースト粥、ゼリー粥、つぶし全粥、つぶし軟飯に、副食をまとまりペースト、ムース、まとまりマッシュ、軟菜とそれぞれ４種類に分類しています。食形態の共通認識をもつために活用するとよいと思います。

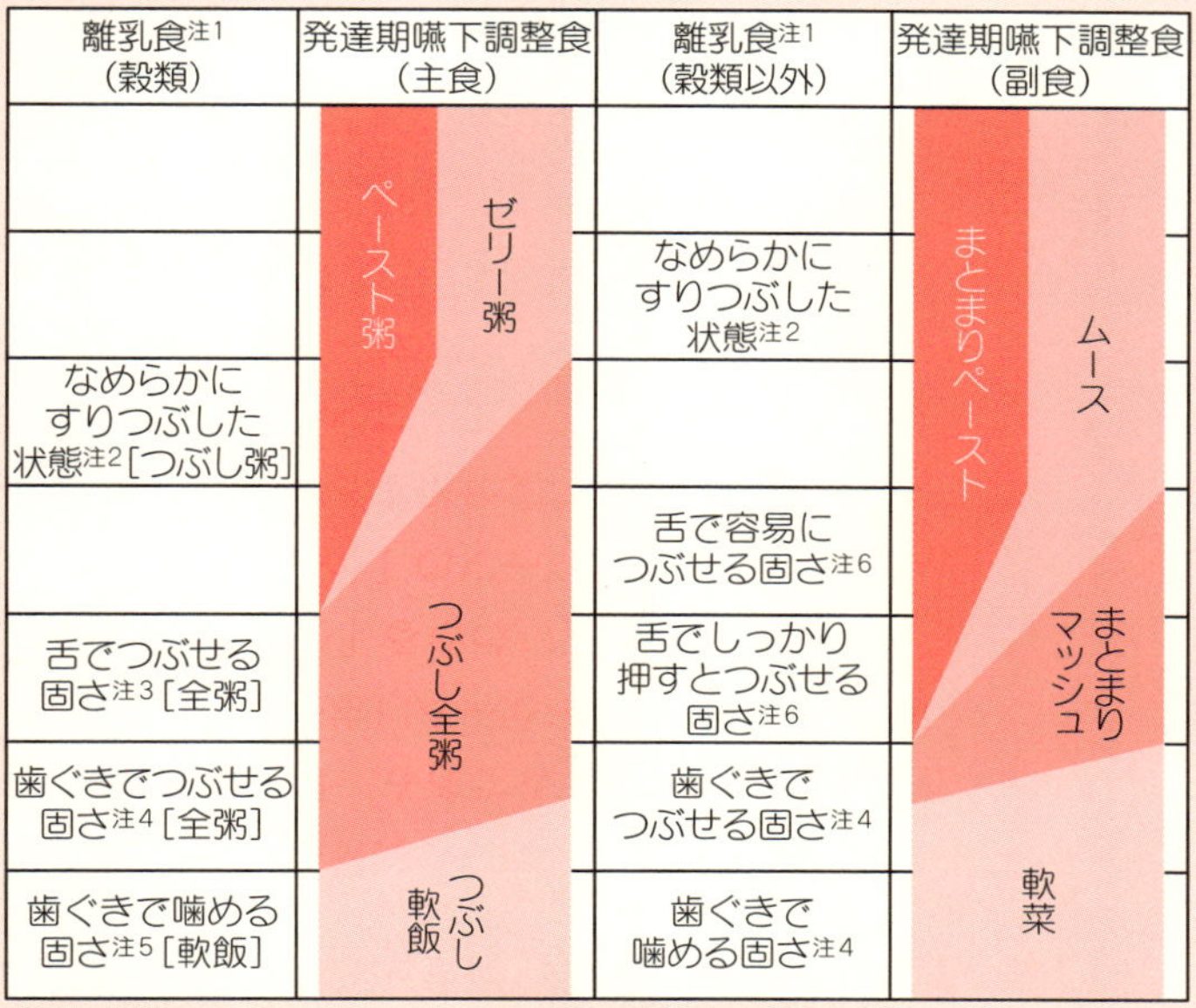

離乳食[注1]（穀類）
発達期嚥下調整食（主食）
離乳食[注1]（穀類以外）
発達期嚥下調整食（副食）
なめらかにすりつぶした状態[注2]［つぶし粥］
舌でつぶせる固さ[注3]［全粥］
歯ぐきでつぶせる固さ[注4]［全粥］
歯ぐきで噛める固さ[注5]［軟飯］
ペースト粥
ゼリー粥
つぶし全粥
つぶし軟飯
なめらかにすりつぶした状態[注2]
舌で容易につぶせる固さ[注6]
舌でしっかり押すとつぶせる固さ[注6]
歯ぐきでつぶせる固さ[注4]
歯ぐきで噛める固さ[注4]
まとまりペースト
ムース
まとまりマッシュ
軟菜

図　離乳食区分と発達期嚥下調整食の関連図

穀類では、離乳の開始の調理形態とされているつぶし粥を安全に経口摂取できない場合は、ペースト粥、ゼリー粥を試みると、安全に摂取できる場合がある。同様に穀類以外でもなめらかにすりつぶした状態の食品を安全に摂取できない場合、まとまりペースト食、ムース食を試みると、安全に摂取できる場合がある。

離乳期各期において、それぞれの離乳食形態[注1]を安全に経口摂取できない場合は、右に記載された発達期嚥下調整食が有効な場合がある。

[注1] 授乳・離乳の支援ガイド（平成 19 年３月 14 日発行）の調理形態より

[注2] 定型発達児では５、６か月頃

[注3] 定型発達児では７、８か月頃

[注4] 定型発達児では９～11 か月頃

[注5] 定型発達児では 12～18 か月頃

[注6] 舌でつぶせる固さ[注3]より一部改変

（「発達期摂食嚥下障害児（者）のための嚥下調整食分類 2018」日本摂食嚥下リハビリテーション学会医療検討委員会）

とろみ調整食品の特性を活かす

とろみを調整する食品には増粘剤も含まれますが、食品の性状は粘性だけではないので「とろみ調整食品」といわれます（**表**）。しかし、摂食嚥下機能に合わせて食形態がこれがよいとは単純にいえません。摂食嚥下機能と食形態を結びつけすぎたために、同じ食形態ばかりが食卓に並ぶこともあります。また、食形態を落としすぎて噛めるものを与えておらず、咀嚼能力を引き出せていないことがしばしばみられます。

粘性が強すぎたり粒が分離してしまうような形態は、口腔内で処理しにくく、食べにくいといえます。粒のある不均質な形態である全粥や軟飯では、粒が分離し残留や誤嚥を生じやすいため、分離しにくくする目的でつぶすこともあります。つぶし全粥とつぶし軟飯の違いは水分含有量と飯粒の固さの違いで、どちらを使うかは子どもの好みにより選択します。つぶしすぎや時間が経過すると糊状になることにも注意します。反対に水分が少なく乾燥しているものも、食べにくいものとして挙げられます。摂食嚥下障害のある場合に口腔の処理や嚥下のしやすいものとしては、水分を適度に含み口腔内で処理する必要が少なく、咽頭への流れ込みが速すぎず、まとめやすい半固形のペースト状等の食形態となります。

食品の調整は、水分を加える、とろみ調整食品を加える、押しつぶす、刻む、料理を混ぜるなどして行います。調理場所だけでなく食卓で子どもに合った食形態に調整することがあり、これは手元調整（手元調理）といわれます。子どものそのときの状況に合わせるためには重要な作業と考えます。

飲料やミルクは、増粘剤を使って「とろみ液」にして飲む場合や、ゲル化剤によりゼリー状にするなどして「食べる」摂取方法もあります。増粘剤は、液体に混ぜて化学的変化を起こすことによりとろみを調整できます。簡便ですが、とろみが安定するまで時間を要し、調整が難しい面もあります。一般に添加量が多くなると味が悪くなり、原材料によっては付着性も高まります。

ゲル化剤は、ゼリー状に液体を固め、表面の付着性の少ないものを作ることが可能です。使用時に過熱を要し、調理に時間がかかる場合も多くあります。また、液体に加えてゼリーやゼリードリンクを作成し用いられます。

食べやすい食形態は子ども側の唾液量、口腔・咽喉頭構造、筋力、協調運動能力など様々な要因があるため、単純に口腔から咽頭への適切な移行速度だけで食形態を考えることは難しいことです。また、子どもの体調や気分は日々変わるので、口腔機能や嚥下機能をいくら評価しても限界があります。このようなことは、摂食嚥下機能に食形態を合わせることを基本に考えられましたが、それだけでは機能の向上が遅くなります。それぞれの状態をよく観察し、総合的に判断し、子どもが対応できる食形態を広げることです。

表　食品の性状を変化することができる食品（とろみ調整食品）

【粘性を付加することができる食品】
一般食材（芋類、穀類等）、片栗粉、くず粉、コーンスターチ、増粘剤（キサンタンガム、グアガム等）、ゲル化剤（寒天、ゼラチン、ペクチン等）
【固形化に利用できる食品】
一般食材（すり身、レンコン、卵等）、くず粉、ゲル化剤〈寒天、ゼラチン、ペクチンその他増粘多糖類等（カラギーナン、ジェランガム等）〉
【デンプンの粘性・付着性を抑制する食品】
食品酵素製剤、酵素入りゲル化剤等

〝とろみ〟をつけるといっても色々な調整があるのですね!!

摂食嚥下機能の発達を引き出す食形態を考える

食形態は、大きく液体と半固形と固形に分けられます。液体は流れるようなものであり、固形は、大きさや形状はさまざまですが、手でもつことができるようなものです。半固形はそれらの中間のペースト状、ゼリー状等ですが、性状はそれぞれで異なります。実際の食事では、いくつかの食形態が混在する食形態もあります。

摂食嚥下障害の子どもに用いる食形態は、誤嚥しにくく安全性の高いことをまず考えます。そのためによいと考えられる食形態は、均質で口腔内でまとまりやすいものとされます。液体は口腔内に入るとそのまま流れ込み、短時間で咽頭へ達します。そのため嚥下機能に問題がある場合は、液体の侵入するスピードに咽頭の動きがついていけず、食物が気管に入り誤嚥や誤嚥性肺炎につながります。固形物は嚥下するために咀嚼し口腔内で食塊をつくることが必要であり、より高度な口腔内の処理能力が求められます。摂食嚥下障害のある子どもでは、咀嚼などの口腔内での処理が十分にされていない食品を何とか嚥下しようとして、丸飲み込みや舌突出・逆嚥下といった通常とは異なる嚥下がみられることがあります。そして誤嚥を起こしたり、食物を喉に詰まらせる可能性があります。

そのようなことで、接食嚥下障害児に勧められる食形態としてペースト状等の食物があげられます。しかし、安全性が高いと考えられるものだけでは、摂食嚥下機能を引き出すためのチャレンジができません。また同じような形態を長期に続けることはそれ以外の形態のものを食べることを下手にします。すなわち、食べやすい食形態ということだけではなく、誤嚥に注意をしながらさまざまな食形態にチャレンジすることが大切です（**表**）

表　食形態から摂食嚥下機能の支援

手を使う子どもには早期から固形物を与える
食形態を落としすぎない
食形態を均一にしないで、バリエーションを持たせる

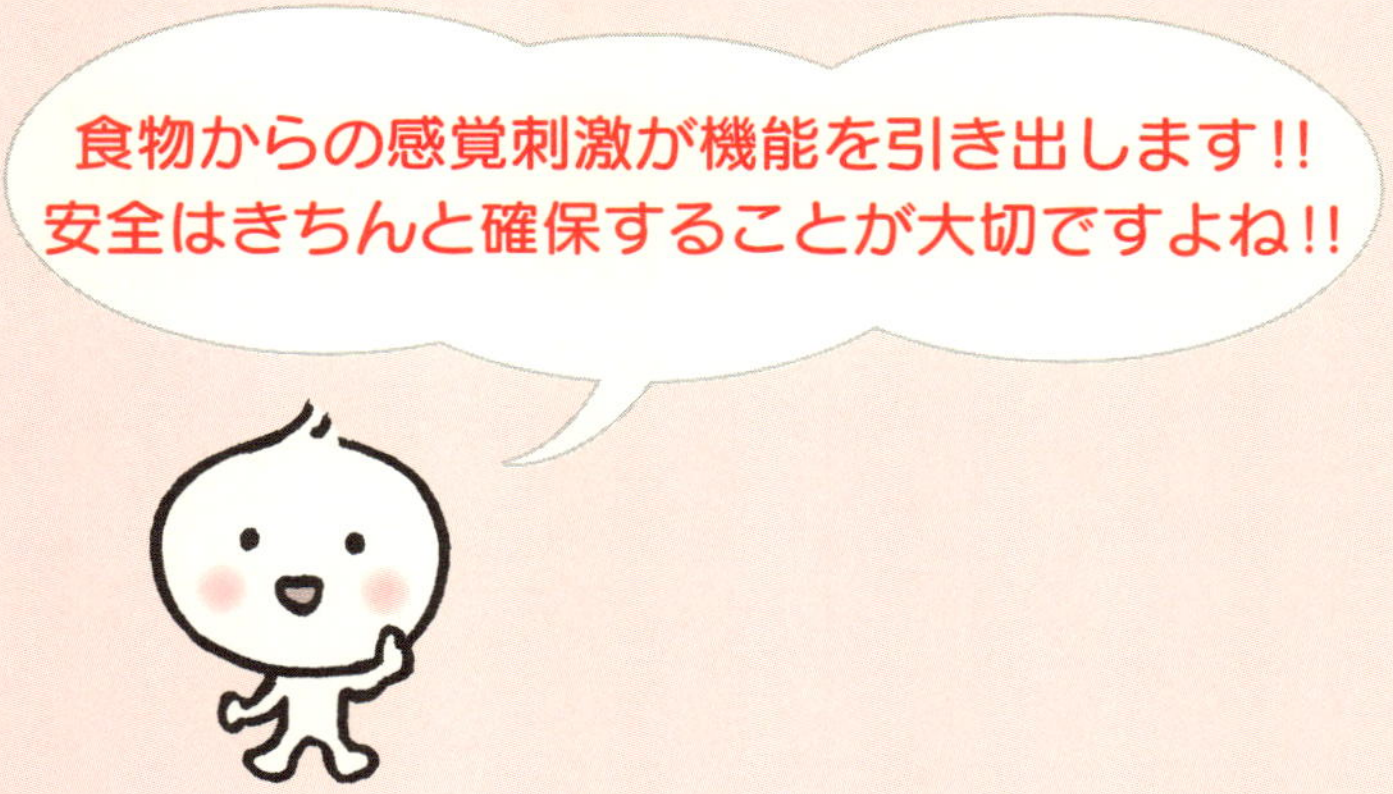
食物からの感覚刺激が機能を引き出します!!
安全はきちんと確保することが大切ですよね!!

食べる機能を活かす道具の選択

最も簡単に自分で食べる方法は、道具を使うことではなく「自分の手」を使うことです。手づかみを十分に行うことは、口腔と上肢・手の協調運動につながり、道具を使えることにつながります。最も簡単な手づかみ食べを行わない子どもがいきなり道具を使うことは、難しいことなのです。繰り返しになりますが、そのためには食形態として食べることの難しい食物でも、安全を確保したうえで、手で持てる食物を与えることが必要です。このことが、自分で食べる意欲も引き出します。

食事のための道具には、人工乳首、スプーン、フォーク、ストロー、コップなどがあります。食物を入れる容器としては、哺乳瓶、ストローつきの容器、コップ、茶碗、皿などがあります。これらについて、子どもが自分で使う道具か、介助者が食べさせてあげるための道具かを区別して考える必要があります。そして子どもにとってどれが自分で使うために容易なものであるかを考え、簡単なものから広げる必要があります。

生まれて最初に接するものは母親の乳首です。赤ちゃんにとって母乳を飲めることが最もよいのですが、基礎疾患のある子どもには、人工乳首と哺乳瓶、そして哺乳障害を伴う場合は経管栄養が必要になることもあります。人工乳首は、母親の乳首の代用となります。哺乳障害がある場合は、乳首の形や穴の大きさなどを調節します。早産児では口腔の大きさに合わせた小さい乳首や口蓋裂児では特殊な形態の乳首も考慮します。乳児期後半になると哺乳瓶を自分でもとうとし、その経験は自分で食べることにつながります。

ストローやスパウトつきパウチパックは、哺乳が順調に進む子どもであればいつの間にか使用することができるようになります。ストローで飲むには、ストローを唇で挟み、先端を歯の内側まで入れずに飲むのが上手な飲み方ですが、最初はそのようなことを気にする必要がありません。むせることもあるかもしれませんが、徐々にむせずに飲めるようになります。むせが強いと飲むことが苦痛になるので無理はできません。摂食嚥下障害がある子どもにストローは必ずしも簡単な道具ではありませんが、そのコツをつかめる子どもにとって食事の自立に大変便利な方法になるので、チャレンジする必要があります。摂食嚥下障害が中等度以上の場合には、ストローを用いて自分で吸い、タイミングよく嚥下することは難しいことです。自分で上手に吸うことはできなくても嚥下機能がよい場合には、介助者が内容物を押し出せる容器を用いることを考えます。たとえば、ゼリー状の食物が入ったスパウトつきパウチパック飲料です。

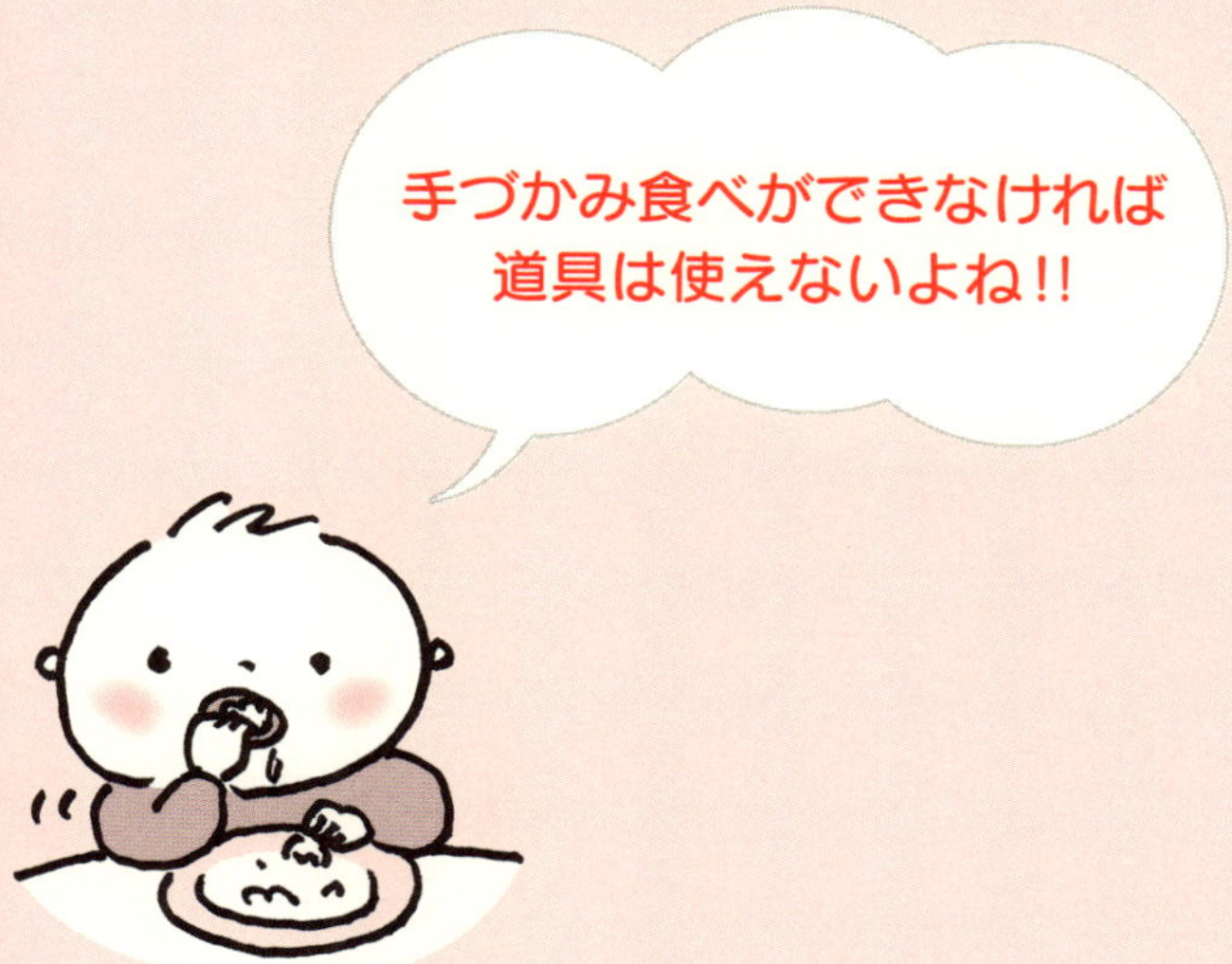
手づかみ食べができなければ
道具は使えないよね!!

食べる機能を考えたコップやスプーン

コップから水を飲むことやスプーンから口に取り込み食べることは、口と上肢の高度な協調が必要であり、摂食嚥下障害児にとって決して簡単ではありません。

コップから飲むことは、自分の手でコップを調節できると上手に飲むことができますが、他人から飲ませてもらうとなると、大変に難しいことになります。そのため、コップ飲みは摂食嚥下障害のある子どもに早い時期から勧められません。

そしてコップから自分で少し飲めるようになった時期の子どもは、コップをもたせると投げ出したり、ひっくり返したりしてしまうことが日常的におこるので、介助者が常に気を使いコントロールする必要があります。コップをもつことを子どもに任せることができるまでには、さらに時間がかかります。そのため子どもに任せて自由に飲ませるという点では、スパウトやストローつきのコップが、放り出されてもあまりこぼれず、便利です。

スプーンは、離乳期に最も使用される道具です。スプーンを自分で上手に使えるのは健常児でも1歳以降なので、乳児期におけるスプーンは介助者が食べさせるための道具になります。月齢が進むと自分で道具を使おうとしますが、すくってこぼさずに食物を口に運ぶ必要のあるスプーンは、子どもにとって簡単な道具ではありません。食べさせるための道具としてのスプーンの形状は、ボールの部分が深くなく、サイズが大きすぎないものが使いやすいといえます。介助するときは、口の奥まで入れすぎないようにして自分での取り込みをなるべく待ちます。しかし、小さいスプーンは乳児の口の大きさには合っていますが、一口量が少ないために食物の食感や味を子どもが感じるには口に入る量が少なすぎることがあります。そして、一口が少量であるために、食事に時間がかかり途中で子どもが満腹になったり疲れてしまうことがあるので、注意が必要です。

自分で食べるためには、スプーンよりフォークのほうが扱いの簡単な道具になります。スプーンは上手にすくい、こぼさずに口まで運ぶという高度な上肢機能が必要になりますが、フォークは刺すことで食物を口にもっていくことができるからです。いずれにせよ、スプーンやフォークなどの道具を使って食べる前提は、自分で食べようとすることです。そして手づかみで食べることを練習しながら、道具を使うことへつなげます。

理想的なスプーンやコップの使い方を考えるのではなく、子どもの食べる意欲を引き出すように道具を使いましょう。

道具を使うということでは、スプーンやフォークの先についたペースト状のものをなめて楽しむことから始める場合もあります。指しゃぶりや玩具をなめることができる子どもは、スプーンやフォークの先についたおいしいものを味わえるはずです。指しゃぶりや玩具をなめることができるにもかかわらず、口に食物が入ると嫌がる子どもがいます。このような場合は、食事に対して嫌な経験をしてきたためと考えられます。まず口に食物を入れることが快適であると感じる必要があります。

能動的な意欲を支え機能向上につなげる

目指すのは、子どもが食事を食べさせてもらうことではなく、自分で食べるということです。実際には上肢が不自由で、自分で食べることが難しい場合もありますが、それでも子どもの食べさせてもらう能力を向上させるのではなく、自分で食べようとする意欲を引き出す支援を行うことです。自分で食べたいという意欲は、その目的に向かって手や体の動きを引き出して、さらに食べさせてもらうことの向上につながります。

なかには、摂食嚥下機能がそれほど悪くないにもかかわらず、自分で食べようとしない子どもがいます。食形態を落としすぎではないかと考えられる場合や、固形物を口に入れた経験がまったくない子どももみられます。ある一定の食形態ばかり提供されることにより、それに慣れてしまい、3～4歳以降になると新しい食形態のものに抵抗する場合もあります。早期からいろいろな食形態にチャレンジし、意欲を引き出すことが大切です。

自分で食べようとしない子どもの一部は、長期間にわたり「上手に食べさせてもらう練習」をしてきたことが原因であると思われます。それを避けるためには、乳児期から摂食嚥下障害の重症度を評価し、乳幼児期に摂食嚥下機能をどこまで伸ばせて、何が目標になるかということを推測します。そして食べることを楽しめることは、摂食嚥下機能が向上して栄養が摂取でき、誤嚥も回避され安全の確保につながります。

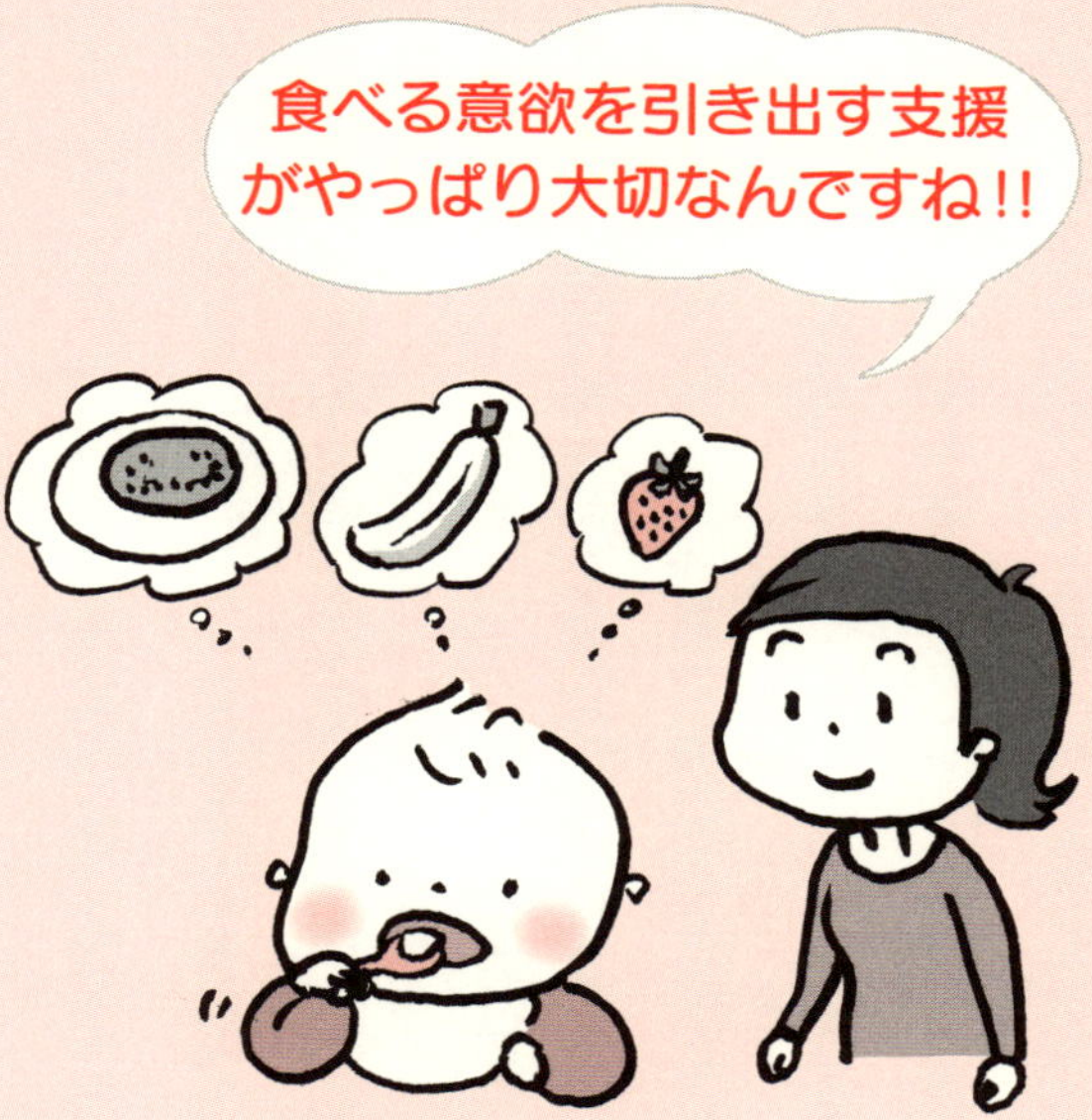
食べる意欲を引き出す支援がやっぱり大切なんですね!!

子どもの摂食嚥下訓練について

子どもでも使用しない筋肉は廃用性に萎縮しますので、筋肉を使うことが大切です。大人では嚥下体操などが行われ、摂食嚥下機能の維持や回復に有効と考えられています。大人のように自ら訓練を行う意思のある場合には、有用な方法になります。しかし子どもは、自分の意思で積極的に訓練を受けることはなく、摂食嚥下障害のある子どもでは受動的な訓練になります。口の周囲に治療者が力を加えると、その抵抗で筋肉は動きますが、それでは口を使うことを楽しめません。自分の意思で訓練ができる子どもにおいて食べられない状況があるとすれば、その原因の多くは心理・行動的要因であり対応の方法が異なります。そのため子どもにおいては、訓練ということに無理があります。

子どもが意識して行う能動的な練習が望まれますが、乳児や幼児期早期、重症児において行うことは難しいことです。そのため、できる限り日常生活のなかで色々なものを口で感じることを楽しむことから機能を引き出します。食べること以外にも、笑う、泣く、声を出すことにより口腔周囲の筋肉は動きます。指しゃぶりや玩具をなめることでも同様です。訓練ではなく口や顔を使う遊びを勧め、それを食べることにつなげるようにします。子どもの摂食嚥下機能療法において子どもが興味をもてない、さらに苦痛を伴うアプローチをしても、自らの動きを引き出すことは難しいでしょう。ストローで泡を作ることやラッパを吹くことなどは楽しく能動的に行うことになり、このような方法は積極的に行うべきです。また、高度な機能を要する遊びが困難でも声を出すことや笑うことなどにより、口唇や口腔周囲の筋を能動的に使っており、受動的な訓練以上の効果があると考えます。

子どもの行動全体の向上をはかることにより、食べることを楽しめることを目指します。それは発声、言語やコミュニケーション能力の促進にもつながり、親子の関わりを育みます。そのなかで、各々の摂食嚥下機能に応じた計画を立て、経過中に進歩や達成感を感じられるような目標を立てます。

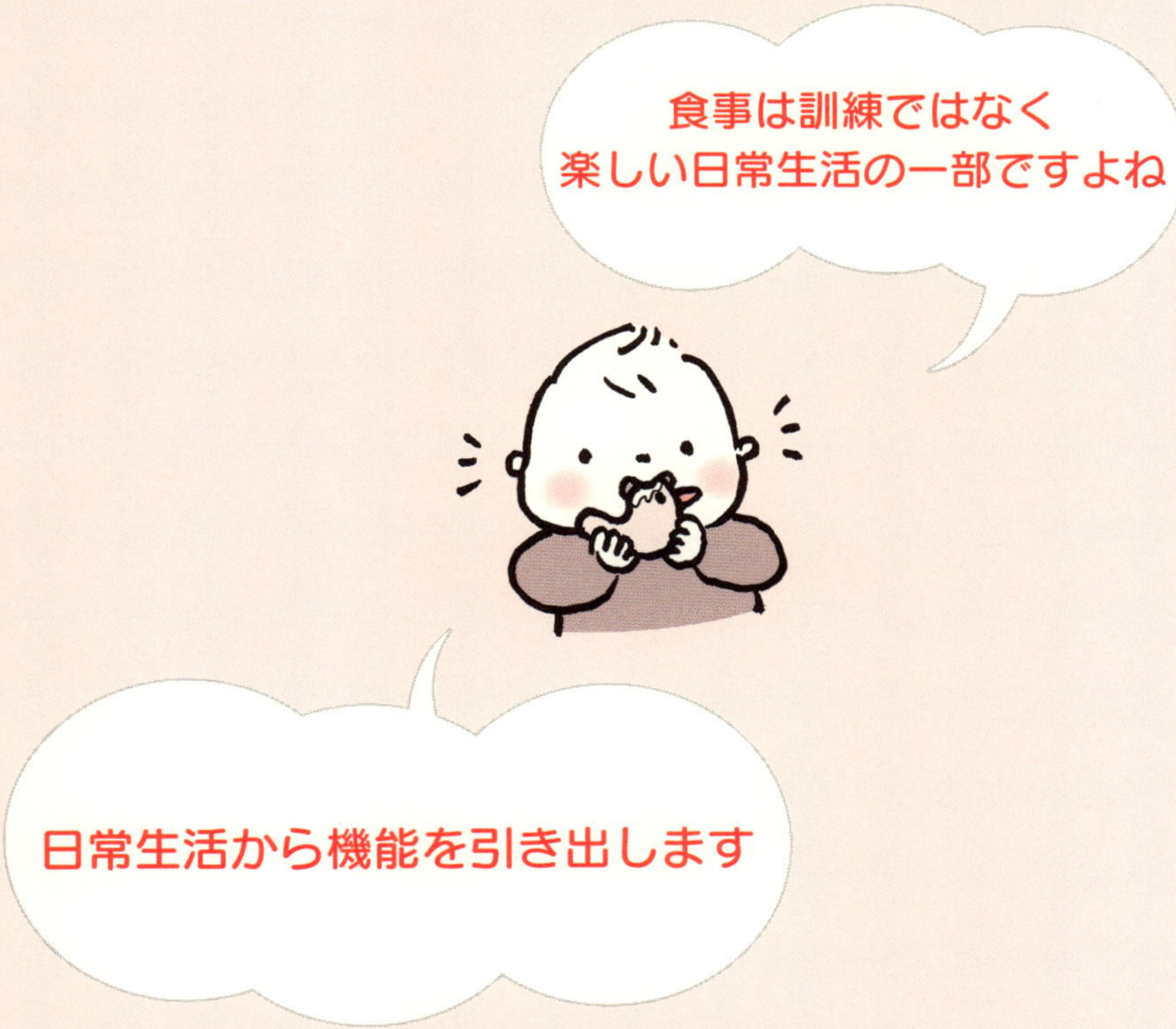
食事は訓練ではなく
楽しい日常生活の一部ですよね
日常生活から機能を引き出します

5編

疾患と摂食嚥下障害

経管栄養を行う早産児、新生児の食行動支援

経管栄養が行われる子どもの基礎疾患はさまざまですが、ほとんどが新生児期およびそのフォローのなかで始まります。ここでは、経管栄養を施行する早産児・新生児に対する食行動の支援について触れます。

どの年齢においても、経管栄養を行うときの注入量の設定は大切ですが、新生児期は特に重要になります。そして子どもの身体を大きくしたいという気持ちが強く、栄養不足が発達に影響するのではないかと心配し、さらに経管栄養を終了するために少しでも多くの量を経口的に摂らせようと医療者や保護者も考えます。

消化機能に問題のない子どもの1日の栄養摂取量は、体重から推定し育児用ミルクの1回量を設定します。そして経口的になるべく飲ませて、設定した量を飲みきれない場合に注入します。その結果として安定した栄養が入り、体重増加が得られることを期待します。

しかし、このようなことが乳児期の食行動の発達に影響することがあります。それは、経口摂取量を増やすために頑張って飲ませられることは、子どもにとって苦痛で不快な経験になるということです。そして経口摂取後の残りの育児用ミルクの注入は、しばしば満腹以上になり子どもは不快を感じます。また呼吸器疾患や心疾患などの基礎疾患がある場合は、哺乳の途中から疲れてしまうこともあります。このようなことが食後の嘔吐や拒食につながります。したがって経口摂取を進める時期に

表　乳幼児期の食行動を促すための注意点

適切な栄養必要量の設定
経管栄養の終了に向かうときには、食欲を引き出すような注入設定にする
嘔吐があるときは注入量を調節する
嘔吐の原因を安易に胃食道逆流症としない
訓練では機能は向上せず、快適な刺激で食行動を引き出す

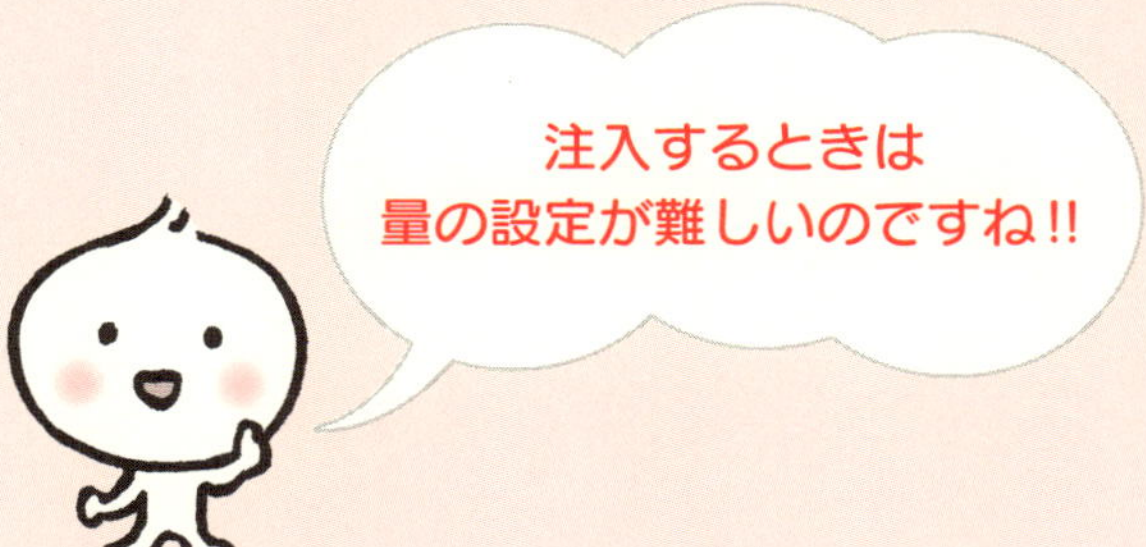

は、必要な栄養摂取量を考慮すると同時に、経口摂取後の育児用ミルクの注入を減らす計画を立てることが必要です。それは1日摂取量を柔軟に考えることであり、具体的には注入量の設定に幅をもたせることになります。

体重を増やしたいがために、注入量を子どもの上限にもっていくとしばしば吐くことにつながります。そして繰り返される嘔吐を精査すると、しばしば胃食道逆流症という診断になり、保存的療法や薬物療法が行われます。このような場合、注入量を減らすだけで嘔吐が消失することがよくあり、乳児期の胃食道逆流症の診断は慎重であるべきです。

NICU退院後に体重増加不良がみられることがあります。そのために精査し、やはり哺乳量が増えないために経管栄養になることがあります。SGA（small-for-gestational age）の子どもにしばしばみられます。そして育児用ミルクなどの注入を行い、体重増加と引き換えに自分ではまったく飲まない状況に陥ることがあります。栄養摂取不足で体調が悪くなるような場合は経管栄養が必要になりますが、判断を誤ると注入による医原性の摂食障害をおこし、その後に経管栄養からの脱却に苦労するので注意しなければなりません。このようなことは、食行動の獲得時期においておこりやすいと考えられます。

NICUに入院中に経口哺乳につなげるために、経口摂取を始める前からnon-nutritive suckingを行うことはよいことと考えます。しかし新生児期にいわゆる訓練の必要はありません。新生児期の口腔内の心地よい刺激への反応は、吸啜といえます。吸啜をしない場合において、他の刺激で食行動を引き出すことは困難です。呼吸障害で体調が悪ければ、その改善を図る必要があります。体調が整わないときの授乳は、子どもが吸啜や嚥下を拒否することもあります。すなわち、早産児・新生児においても、快適な感覚刺激を入れることが、後の経口摂取につながります。

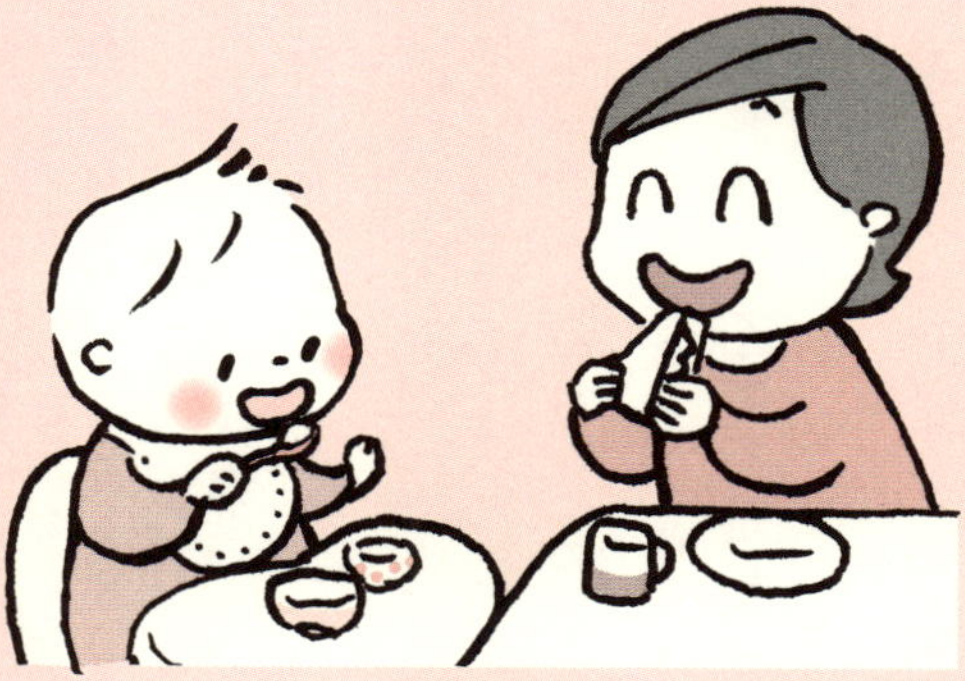

脳性麻痺において摂食嚥下障害は重要な合併症

脳性麻痺は、胎児期から乳児期早期までにおこった中枢神経に起因する非進行性疾患の総称です。原因はさまざまですが、早産や先天異常などによる場合が多く、その数は千人に一人程度です。脳性麻痺の重症度やその病型もさまざまですが（**表**）、摂食嚥下障害は重要な合併症になります。食べ方が下手でこぼす程度の問題から、障害が重く経管栄養あるいは胃ろうが必要になる場合まであります。

摂食嚥下障害を考えるときは、脳性麻痺においても摂食嚥下機能に関与する神経・筋の障害ばかりを考えてはいけません。全身状態や合併症や姿勢や呼吸や認知なども含めて考えることが必要です。このようなことを総合的に評価したうえで摂食嚥下障害への対応を行います。

重症心身障害児には、重度の身体障害と知的能力障害が認められます。摂食嚥下障害の合併頻度も重症度も高くみられます。しかし脳性麻痺の重症度と摂食嚥下障害の重症度は一致しているわけではありません。また摂食嚥下障害が軽度ながら全身状態、基礎疾患、合併症のために食べられない場合もあります。摂食嚥下過程においては誤嚥が最も重要な問題になり、その評価が大切です。たとえ摂食嚥下障害が重度であっても、食べる楽しさを感じられるようにします。食事が苦痛につながる子は、他のことに楽しみをみつける必要があります。

脳性麻痺の摂食嚥下障害に影響が大きい合併症は、知的能力障害、上肢機能障害、筋緊張異常、筋力低下、異常姿勢、側弯、胃食道逆流症、便秘などがあり、その存在と程度が問題になります。

表　脳性麻痺のタイプ

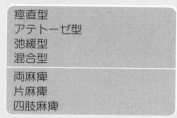

痙直型 アテトーゼ型 弛緩型 混合型
両麻痺 片麻痺 四肢麻痺

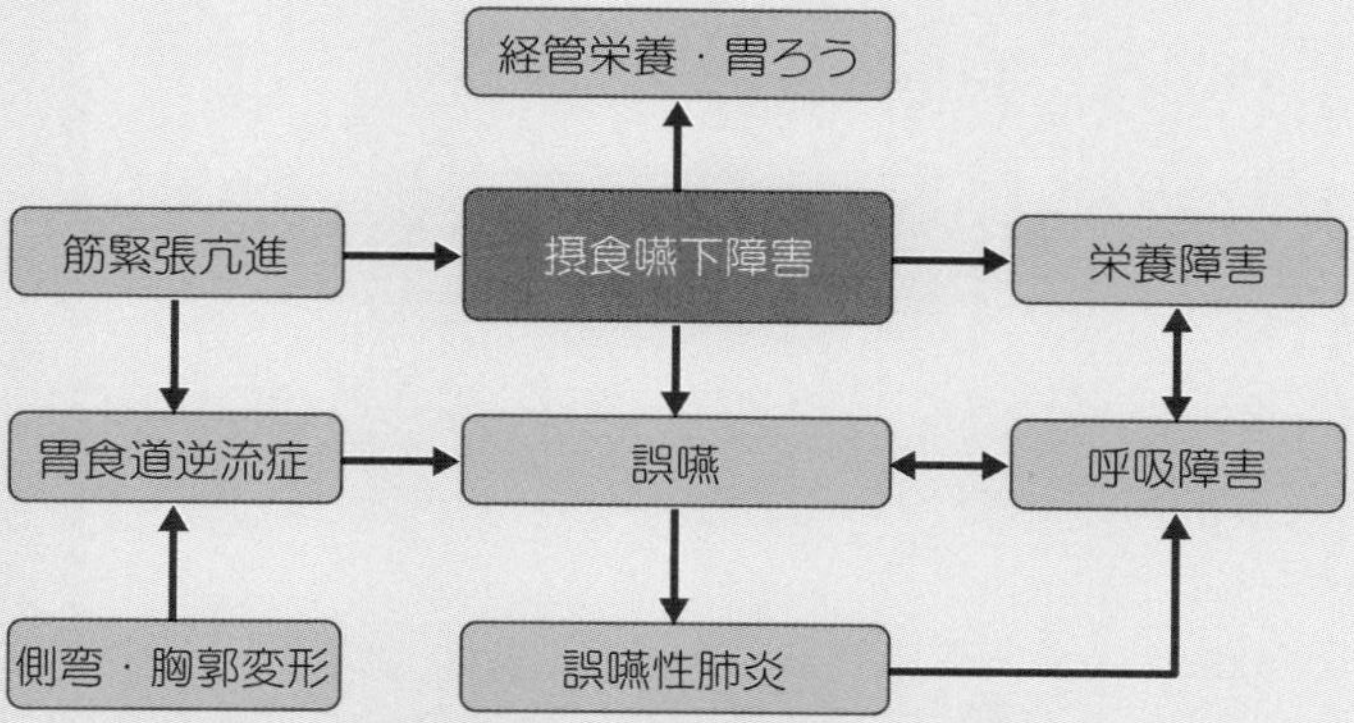

図　重症心身障害児の合併症と摂食嚥下障害の関係

脳性麻痺や重症心身障害児で筋緊張の強い子どもでは、喘鳴がよくみられます。筋緊張亢進、舌の沈下、胸郭の変形、気道分泌物の増加（気管支炎、肺炎など）、気管支喘息が関係します。これがむせにつながり、さらに嘔吐につながることがあります。分泌物の増加に対しては吸引が必要となりますが、吸引することによる緊張の増加や粘膜の損傷に注意します。重症心身障害児では日常的に加湿、排痰、吸引、吸入が必要なことも多くみられます。排痰は呼吸合併症を防ぐ意味でも大切です。排痰や吸引は、嘔吐を誘発することがあるので注意します。呼吸障害をみるには、呼吸数やリズム、喘鳴、努力呼吸（肩呼吸、陥没呼吸）を観察します。鼻呼吸ができずに口呼吸をしているときや咽頭に分泌物が溜まりゼロゼロしている状況では、その改善が必要です。

知的能力障害の食事の支援は子どもの能力を引き出すこと

知的能力障害がある場合には、食行動の問題として、丸飲み込みをする、口に詰め込みすぎる、噛まない、こぼすなど、いろいろな訴えが保護者から出ます。これらの多くは、食物の認知、さらに咀嚼、嚥下機能の無意識下でのコントロールが十分でないことによります。そのため咀嚼や嚥下を意識させ行わせることにより機能の向上を目指すだけではなく、無意識下でのコントロールを引き出すことが必要と考えられます。

食形態と道具などに関しては、子どもの能力に応じたものを準備する必要があります。これらは相互に関係していますが、適切なものというのは単に食べやすいものや使いやすい道具ということだけではありません。今までも述べたように、最も簡単な手づかみ食べをしっかりすることも大切です。手でつかむことによりその質感、大きさ、温度などを感じることができるからです。そのなかで、食事の選択や量のコントロールを学ぶ必要があります。これは丸飲み込みや詰め込みすぎとも関与します。子どもの理解度や上肢機能や社会性などすべてを考えて、評価し対応を考える必要があります。スプーンから食べる場合は、スプーンを使用する巧緻性も必要になりますが、食物の固さや大きさや温度などをほとんど視覚から得ることになります。それが触覚を使える手づかみとの大きな違いとなります。摂食嚥下機能という面ばかり考えるとよい方向に導けません。子ども全体の能力を引き出すことが大切です。

たとえば、丸飲み込みをするからそうしないように食形態を落とし、軟らかい食物を準備すれば咀嚼する必要がなくなります。また舌が前方に出やすいから上手に食べられないと食形態を落とせば、それ以上のものを処理する経験ができなくなります。乳児期からのさまざまな経験が重要です。個別性と安全に配慮しながら、次のステップに向けた経験を積極的に積み重ねることが、能力を引き出すことにつながります。

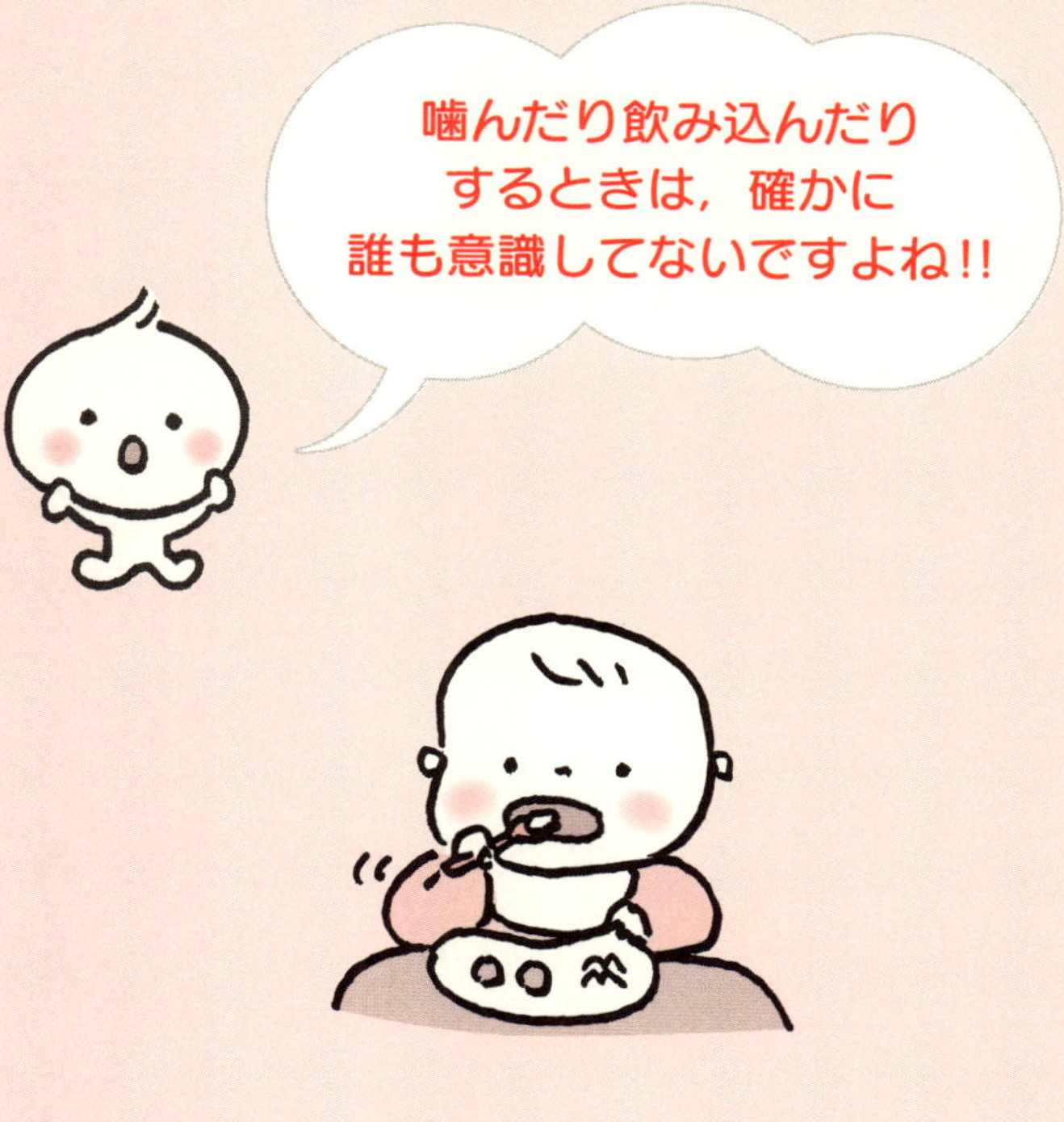
噛んだり飲み込んだり
するときは，確かに
誰も意識してないですよね!!

低緊張や筋力低下の子どもの食事の支援は姿勢や食形態に注意する

さまざまな疾患による筋緊張・筋力低下によって摂食嚥下障害・哺乳障害が起こります。筋緊張の低下を認める乳児の総称として、フロッピーインファントという言葉が用いられ、筋肉が軟らかく、関節の過伸展、他動的運動に対する抵抗の減弱がみられます。その原因はさまざまであり、染色体異常、神経筋疾患、代謝異常などがあります。乳児期に摂食嚥下障害を起こす代表的疾患には、先天性筋強直性ジストロフィー症、先天性ミオパチー、Prader-Willi 症候群、Werdnig-Hoffmann 病、Pompe 病などがあります。それぞれの疾患の予後と摂食嚥下機能には密接な関係があり、その経過を考えた対応が必要です。

フロッピーインファントでは、低緊張、筋力低下により顎の運動や嚥下運動の力が弱く緩慢になります。摂食嚥下機能の評価と同時に全身状態の判断が重要です。また、姿勢の保持に関わる体幹や頸部の筋力や筋緊張が弱いことも摂食嚥下機能に影響します。基礎疾患の経過を十分に理解したうえで、食形態、姿勢、介助法を考える必要があります。

年齢とともに筋緊張が改善する疾患では、その改善とともに摂食嚥下機能もよくなりますが、進行性に筋力が低下するような疾患では悪化します。食事のときは、体幹や頸部の保持が悪いことが多いので姿勢に注意を払い、咀嚼力の弱い場合は一口の量や材質、固さなどを調節します。咀嚼力をつけることばかり考えて、能力以上のものを食べさせることは窒息や誤嚥につながり、反対に軟らかいものばかりでは摂食嚥下機能が向上しません。それぞれの疾病の特性と摂食嚥下機能に応じた対応が必要です。

なおDuchenne型筋ジストロフィー症のように、学齢期以降に摂食嚥下機能の低下がみられる疾患もあります。疾病の進行も考慮した対応が必要です。

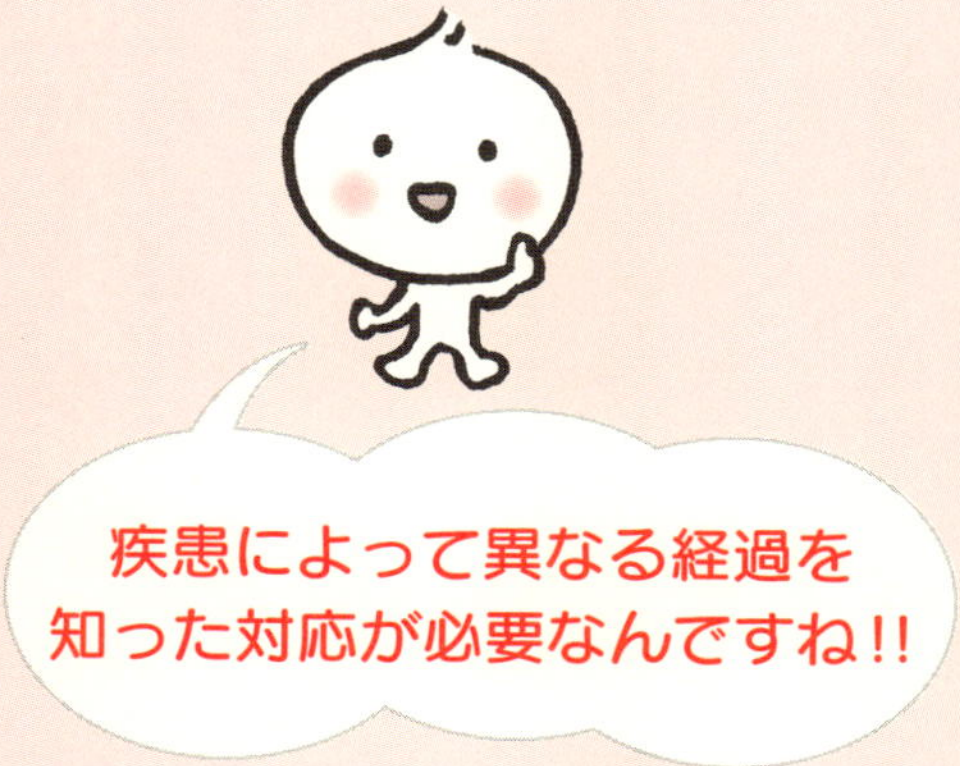
疾患によって異なる経過を
知った対応が必要なんですね!!

表　摂食嚥下障害（哺乳障害）と影響する筋緊張の低下するおもな疾患

筋の構造異常	先天性ミオパチー 先天性筋強直性ジストロフィー症 先天性筋ジストロフィー症
脊髄前角細胞障害	Werdnig-Hoffmann 病
神経筋接合部	ボツリヌス毒素、新生児重症筋無力症
代謝性疾患	Pompe 病
脳障害	脳性麻痺
染色体異常、先天異常	Down 症候群 Prader-Willi 症候群
甲状腺機能低下症	

自閉スペクトラム症の主要症状の一つに偏食がある

自閉スペクトラム症の子どもたちでは，しばしば食生活に極端な偏食やこだわりなどを認めます。特定の感覚に対する敏感さがしばしばみられますが，食べないことにより経管栄養を必要とすることはほとんどありません。感覚の過敏は，触覚，味覚，嗅覚，視覚，聴覚などのいずれにおいてもみられます。食事に対するこだわりもみられ，一定のものしか食べない場合もしばしばあり，さらに食べるものも突然に変化することもあります。食事は生活において大切なことになりますので，その対応は生活や療育のなかで考えることが重要です。少しずつ食べものの種類を増やすことや褒美を与えることも一つの方策と考えます。しかし，一定の方法はなく，摂食嚥下機能からではなく，行動全体からみることが重要です。

自閉スペクトラム症と乳幼児食行動発達障害の区別が難しいこともありますが，自閉スペクトラム症においては，社会性・コミュニケーションの苦手さや食事以外にもこだわりがみられるのに対して，乳幼児食行動発達障害は食行動以外の行動において大きな問題がないことで区別しています。自閉スペクトラム症は生まれもった要因が大きく，乳幼児食行動発達障害は，生後の経験による影響が強いと考えます。しかし共通点もあり，乳幼児の行動障害に自閉スペクトラム症の要素を除外できないこともあります。

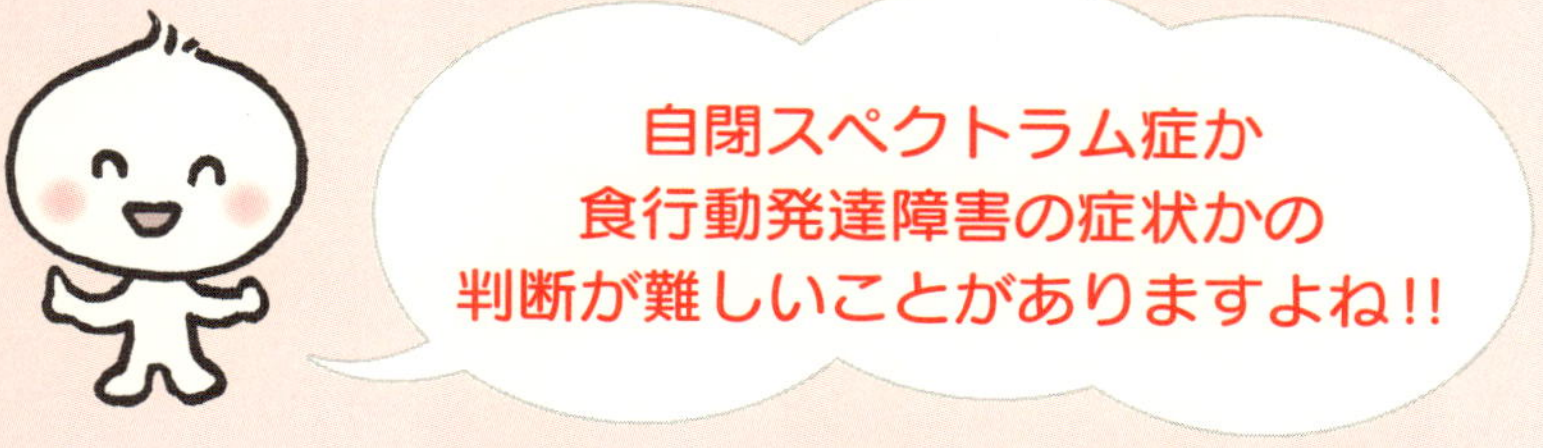
自閉スペクトラム症か
食行動発達障害の症状かの
判断が難しいことがありますよね!!

表　自閉スペクトラム症の診断基準（DSM-5）

以下のA、B、C、Dを満たすこと
A．社会的コミュニケーションおよび相互関係における持続的障害（以下の3点）
　1．社会的、情緒的な相互関係の障害
　2．他者との交流に用いられる言葉を介さないコミュニケーションの障害
　3．年齢相応の対人関係性の発達・維持の障害
B．限定された反復する様式の行動、興味、活動（以下の2点以上で示される）
　1．常同的で反復的な運動動作や物体の使用、あるいは話し方
　2．同一性へのこだわり、日常動作への融通のきかない執着、言語・非言語上の儀式的な行動パターン
　3．集中度や焦点付けが異常に強く限定、固定された興味
　4．感覚入力に対する敏感性あるいは鈍感性、あるいは感覚に関する環境に対する普通以上の関心
C．症状は発達早期の段階で必ず出現するが後になって明らかになるものもある
D．症状は社会や職業その他の重要な機能に重大な障害を引き起こしている

乳幼児食行動発達障害とは

食行動発達障害の子どもは、摂食嚥下機能に大きな障害がないにもかかわらず、必要な栄養を摂りません。近年、このような子どもが数多く外来を受診します。この状況は、思春期にみられる神経性食欲不振症とは異なります。一部の食行動発達障害は経管栄養を必要とし、経管栄養を行わないと体調や日常生活を維持できません。

食行動発達障害は、食行動の確立する過程の乳幼児期に食行動の獲得に問題が生じると考えられます。これらの子どもたちの多くは、最初に何らかの基礎疾患による機能的あるいは全身状態による摂食嚥下障害があり、栄養を補充するために経管栄養を必要とします。そして引き続き食べられない状況が持続し、経管栄養から脱却できない状況になります。一部は基礎疾患がなく、離乳期のつまずきでおこる場合もあります。また、経口摂取で食べられても、一定のものしか食べない場合もあります。

乳幼児食行動発達障害の基礎疾患は早産児・低出生体重児、心疾患、呼吸器疾患、脳性麻痺、染色体異常などさまざまであり、保護者や医療者が体重を増やし成長を促したいという気持ちから、少しでも多く栄養摂取させようとし、その不快な食経験がきっかけになることもあります。このようなときの栄養摂取量の設定は重要です。また苦痛を伴う摂食嚥下評価や検査（嚥下造影検査、嚥下内視鏡検査など）のストレスが問題を大きくすることもあります。さらに不適切な歯肉マッサージや介助や訓練を行うことも子どもの不快な経験につながり、食べる機能をよくするどころか悪化させます。

栄養確保のために経管栄養を行うことが必要な場合はありますが、そのような場合でも経管栄養の必要性と問題点を理解して対応することが大切です。

DSM-5では大きな枠組みで食行動障害および摂食障害群とされ、「回避/制限性食物摂取障害」「他の特定される食行動障害または摂食障害」「特定不能の食行動障害または摂食障害」に分類されます。またGreat Ormond Street Criteria（GOSC）では、小児の摂食障害について**表**のように分類しています。しかし、いずれの分類においても乳幼児食行動発達障害を適切に表現することができません。

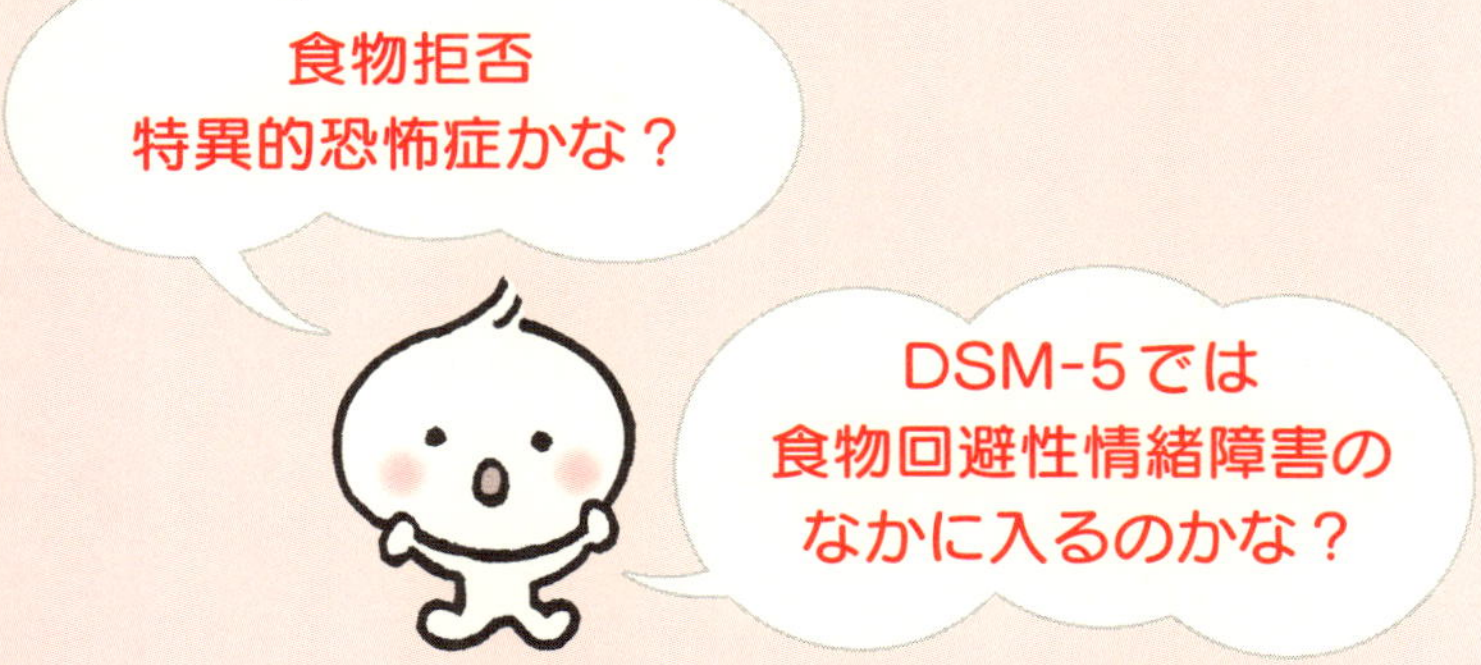
食物拒否
特異的恐怖症かな？
DSM-5では
食物回避性情緒障害の
なかに入るのかな？

表　摂食障害と摂食困難の分類（Great Ormond Street Criteria）

1．神経性やせ症
2．神経性過食
3．食物回避性情緒障害
4．選択的摂食
5．制限摂食
6．食物拒否
7．摂食回避につながる特異的恐怖症（機能的嚥下障害も含む）
8．広汎性拒否症候群
9．うつ状態による食欲低下

乳幼児食行動発達障害の対応は年齢があがると難しさが増す

乳幼児食行動発達障害の診断の目安を**表1**に示します。この一部は経管栄養を必要とします。年齢が上がると理解度の向上と経験が積み重ねられ、食事にこだわりがみられることが多くなるので、なるべく早期の対応が望まれます。このような状況はそれぞれの要因の複合的な重なりによりおこりますが、**表2**のような特徴をもちます。食行動発達障害は子どもが自分で食べることの獲得において心理・行動的な要因や経験がいかに大切かを示しており、この障害を理解することは、子どもの摂食嚥下障害の対応を考えるためにも重要な意味をもちます。

食行動発達障害を防ぐためには、乳幼児期の食事に対する不快な経験を最小限にし、子どもが自分で食べるという意欲を乳児期から育てるようにします。経管栄養で注入している場合には、適切な注入量や注入計画が最も基本となります。そして子どもの意欲を引き出す環境をつくり、能力を引き出します。このようなことを考慮せず、子どもの摂食嚥下障害に対処することは、食行動発達障害をつくることにつながります。栄養や発育とともに精神・心理・行動的な側面からも総合的に考えた食べることの支援が重要です。

食行動の発達は
経験が大切なのですね!!

表１　乳幼児食行動発達障害の診断の目安（2019）

1）長期間（3か月以上）の摂食障害が持続する乳幼児
2）摂食嚥下障害に大きく影響するような全身状態や運動機能に障害がない（多くは自分で坐位・立位をとれる）
3）知的能力障害はないか、あっても軽度であることが多い（しかし重度であってもおこりえる）
4）摂食嚥下障害につながる構造的、機能的異常がない

表２　乳幼児食行動発達障害の特徴

空腹が、食行動につながらない
経管栄養をしている場合は中止すると体調を維持できない（低血糖や脱水になる）
空腹時にカテーテルからの注入を要求することがある
軽度の知的能力障害があることが多いが、まったくないこともある
摂食嚥下機能に影響する大きな運動機能障害、解剖学的・神経学的問題がない
基礎疾患のあることが多い
新生児期・乳児期・幼児期早期（2歳まで）におこる
乳児期に経口摂取できていることがある
感染症などによる体調不良からの回復期に、経口摂取量が増えることがある
経験不足により口唇を閉鎖する力や咀嚼力が弱いなど、二次的な摂食機能障害がみられる
食べるものに偏りやこだわりがある

表３　精神・心理・行動的問題による摂食障害

乳幼児食行動発達障害
食事に関する不快な経験による食事の拒否
経管栄養からの栄養過剰による食欲低下
食べる意欲の喪失による乳幼児経管栄養依存
Cornelia de Lange 症候群、Costello 症候群、染色体異常症などの疾患でみられる食事の拒否
自閉スペクトラム症などでこだわりや特有の感覚による拒否

乳幼児食行動発達障害の対応

乳幼児食行動発達障害をおこさないためには、子どもが自分で食べるという意欲を乳児期から育てることです。そのためには食べる量を増やすことではなく、少量でも楽しく食べることを目標にします。摂食嚥下障害の原因が基礎疾患による場合は、状態が改善すれば食べられるようになるので、基礎疾患と全身状態の評価と発達に合わせて食べられない期間も食事への楽しい経験を積み重ねることが次につながります。この場合の摂食嚥下機能の評価は、咀嚼や嚥下機能以上に食べる意欲の評価が重要になります。そして不適切な指導や介入は状況を悪化させます。

表に経管栄養を行っている場合の食行動発達障害の対応法を示しますが、特に2ndステップが重要です。

食べる意欲が認められるときは、なるべく早く経管栄養を減量し、栄養カテーテルを抜去する計画を立てます。栄養摂取量を優先して経口摂取量の増加してから注入量を減量して栄養カテーテルを抜去しようと考えると、必要以上に経管栄養が長期にわたり、注入への依存を強くすることがあります。しかし、いきなり注入量を減らして空腹にすれば抜去ができるということにはなりません。食行動発達障害で空腹にすれば食事量が増えるかというと、そうはいかないことがほとんどです。注入量を減らすだけでは、空腹なのに食物摂取につながらず、低血糖や脱水になり体調を維持できないこともあります。大切なことは食べる気持ちの準備ができているということです。このようなことを考慮

2nd、3rdステップが
特に重要なのですね!!

表　経管栄養を必要とする乳幼児食行動発達障害に対するステップ療法（2019）

1st ステップ　現状の問題点の把握と計画作成
　摂食嚥下機能障害の問題の把握と計画の作成（多くの場合は嚥下造影検査、嚥下内視鏡検査による評価は不必要）
　基礎疾患と全身状態の把握（摂食嚥下障害への影響の評価。日々変化する）
　食事の時間における介助者と子どもの信頼関係の構築
2nd ステップ　自分で食べる意欲を育てる
　不快な経験を排除し楽しく食べる環境の設定
　摂食指導や日常生活での問題点の改善（食べることの強要をさける、空腹をつくる、嘔吐がないなど）
　自分で食べることを育てる（手づかみ食べの促進、手づかみで食べられる食品を用意）
　スプーンは嫌がらないときは用いることもある
　注入量が過量である場合は注入量を減らす
3rd ステップ　好きなものを探し、楽しく自由に食べさせる
　楽しく自由に食べさせる（食べさせようとしない）
　好きな飲み物や食物を探す（量を増やす必要はなく、形態は安全な範囲で何でもよい）
　自分で使いやすく、持ちやすい道具を用いる（マグマグやストロー、ペットボトル、スパウト付きパウチパックなど）
　コップを自分で持って飲めれば使用するが難しいことが多い
4th ステップ　経管栄養の注入量の減量
　注入の減量計画の設定（それぞれの状況に合わせて減量をする）
　体重減少も起こりうるので、全身状態を確認しながら進める
　ビタミンなどの不足に注意、薬や栄養補助食品などでの補給も必要なこともある
5th ステップ　栄養カテーテルの抜去
　自分で食べることや飲むことに意欲がみられれば、食べる量が必要と思われる量の 1/5 ～ 1/4 程度でも抜去を試みることもある
　カテーテルの交換時に、抜去したままで様子をみることもある
　体力や体調の維持ができないときはカテーテルを再挿入し注入する。そして状況をみながら再度抜去を試みる
　体重減少はしばしばみられるが、体調がよければ経過をみる
6th ステップ　経管栄養中止後の長期フォロー
　食べられるようになっても、食事の偏りがすぐには解消できないことが多い
　偏りが強い場合には、栄養を考慮し不足するビタミンなどを補給する
　食事の偏りは長期に続くこともあるが、食事を楽しむことを維持して経過をみる

し、乳幼児の経管栄養を必要とする摂食障害に対するステップ治療を行い、比較的短期間で抜去をしています。ポイントは「どれだけの量を食べさせてもらっているか」ではなく、2ndステップ、3rdステップの課題の「少量でも自分で楽しく食べる」という状況ができることです。ここまでを1歳半くらいまでに達成できれば、多くは数か月で抜去できます。年齢や理解度が上がるほど、積み重ねられた経験が、大きくなるので難しくなります。経管栄養を終了するときに、体重減少がみられることもあり、栄養管理が欠かせません。また、年齢が上がり経管栄養を終了した場合には、食べられるものに偏りが高率にみられます。乳幼児期の食事経験の大切さと可能な限り早期の経口摂取の確立の重要性を示しています。

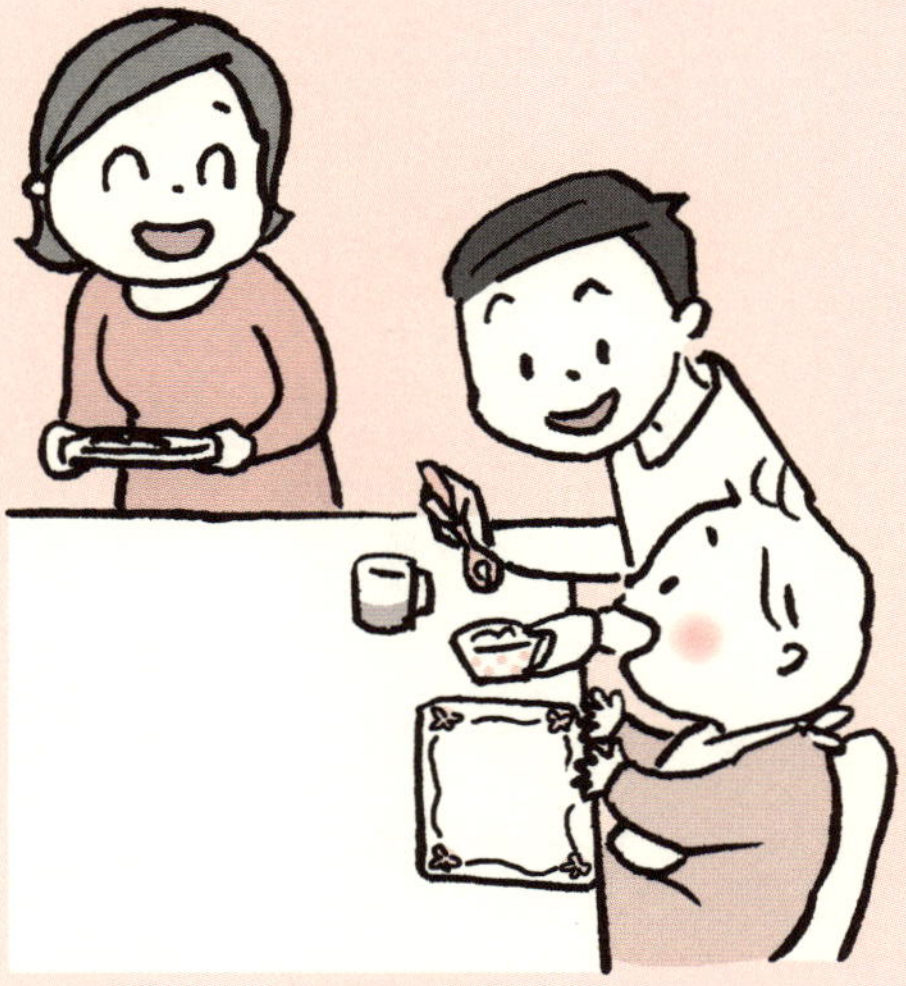

INFORMATION

摂食嚥下障害児 親の会
―つばめの会―

さまざまな病態でおこる乳幼児期の摂食嚥下障害は、情報も不十分になりがちです。そのようななかで、2011年9月に摂食嚥下障害児の親の会として、「つばめの会」（代表：山内京子さん）が設立されました。つばめの会は、母乳やミルクを飲まない、ご飯を食べずに大きくならない、カテーテルや胃ろうから栄養を入れているなどの摂食嚥下障害の子どもと家族の交流や情報交換の場を提供しています。

子どもは一人ひとり飲む量や食べる量や心身の状態も異なり、子育てをする家族の状況もそれぞれで違います。仲間の輪によって、そうした親子の不安を軽減するための支援活動をしています。子育ての負担や不安を和らげるための相談、食べることや飲むことの改善につながる情報の提供、医療や福祉や教育サービスを受けられるため、家族や医療・福祉などの多職種に向けて、以下のような活動を行っています。

1. **会員同士の交流・サポート**：メーリングリストでお互いに情報交換や悩み相談
2. **会員向けイベント**：会員向けの勉強会や個別相談を実施し、直接交流する場の設定
3. **学術大会出展**：医療系の学術大会の展示ブースを活用し、多職種への啓発や情報提供
4. **メディア掲載**：当事者として執筆活動などを行い、雑誌・新聞や外部のWEBサイトなどへ掲載
5. **発行物の作成**：顧問の監修による医療情報、会員の体験談などを、パンフレットやニュースレターで発信

乳幼児期の摂食嚥下障害の家族は、数年経ると親子の年齢が上がるため情報を引き継ぎにくくなります。そのため、このような活動が継続されることは、家族にとって医療とは異なった力強い支援になります。我々医療者からも本会の活動に協力するとともに、期待を寄せています。

摂食嚥下障害児 親の会

つばめの会

つばめの会ホームページ
https://tsubamenokai.org/

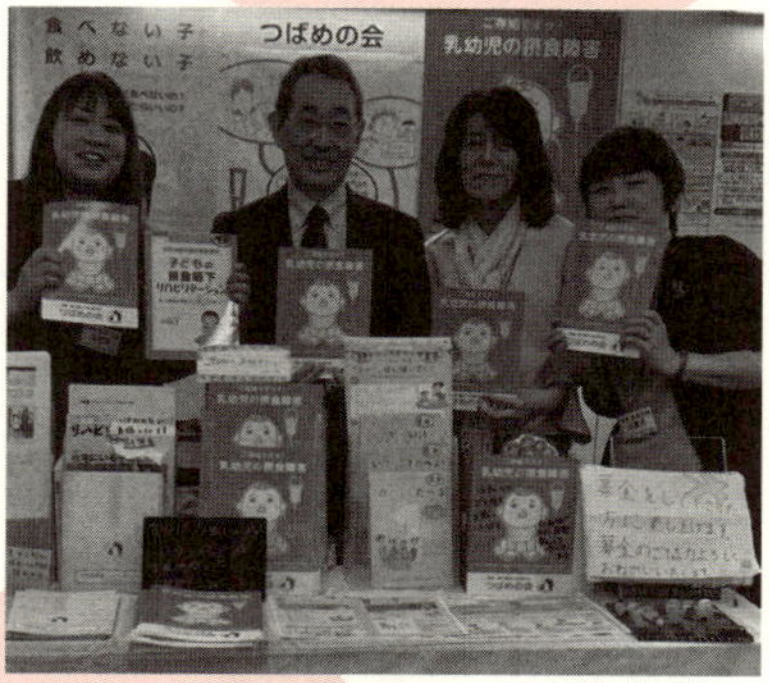

日本小児科学会での出展ブースでの交流

参考文献

1）日本摂食・嚥下リハビリテーション学会医療検討委員会〈藤島一郎（委員長）、植田耕一郎、岡田澄子、北住映二、椿原彰夫、高橋浩二、谷本啓二、馬場　尊、堀口利之、依田光正、藤原百合（委員外協力）、刈安　誠（委員外協力）〉：訓練法のまとめ（改訂2010）。日摂食嚥下リハ会誌、14（3）：644-663、2010。

2）日本摂食嚥下リハビリテーション学会医療検討委員会〈武原　格、山本弘子、高橋浩二、弘中祥司、勝又明敏、二藤隆春、小山珠美、藤原百合、藤島一郎（委員長）（順不同）＊外部協力委員：青柳陽一郎、稲本陽子、大野友久、大前由紀雄、金沢英哲、木口らん、倉智雅子、小泉千秋、神津　玲、小島千枝子、小城明子、重松　孝、舘村卓、戸原　玄、中島純子、中村智之、藤本江実、北条京子、前田広士、森脇元希、谷口　洋、横山　薫、吉田光由〉：訓練法のまとめ（2014版）。日摂食嚥下リハ会誌、18（1）：55-89、2014。

3）日本摂食・嚥下リハビリテーション学会医療検討委員会嚥下調整食特別委員会〈藤谷順子、宇山理紗、大越ひろ、栢下淳、小城明子、高橋浩二、前田広士、藤島一郎（委員長）、植田耕一郎（外部委員）〉：日本摂食・嚥下リハビリテーション学会嚥下調整食分類2013。日摂食嚥下リハ会誌、17（3）：255-267、2013。

4）日本摂食嚥下リハビリテーション学会医療検討委員会（浅野一恵、小城明子、近藤和泉、鈴木崇之、曽根翠、藤谷順子、水上美樹、向井美恵、弘中祥司、武原格、口分田政夫、佐藤秀夫、田角勝、野本たかと、舟本仁一）：発達期摂食嚥下障害児（者）のための嚥下調整食分類2018。日摂食嚥下リハ会誌 22（1）：59-73、2018。

5）田角　勝：小児の摂食嚥下リハビリテーション。第2版、医歯薬出版、東京、2014。

6）田角　勝：トータルケアで進める子どもの摂食嚥下サポートガイド―食べるを「育む」40のポイント―　食べる機能を支援する40のポイント―。診断と治療社、東京、2019。

7）田角　勝：乳幼児の摂食行動と障害。ベビーサイエンス、14，8-13、2014。

8）田角　勝：子どもの食行動の発達。チャイルドヘルス、21：596-600、2018。

9）田角　勝：小児における経管栄養への依存の予防と対応。小児看護、36：1178-1184、2013。

10）「授乳・離乳の支援ガイド」改定に関する研究会：授乳・離乳の支援ガイド（2019年改定版）。厚生労働省、2

019。
11) 田角　勝、加古結子、飯倉洋治、金子芳洋、向井美恵、田崎いずみ：〝幼児経管栄養依存症〟について。第2回日本摂食・嚥下リハビリテーション研究会抄録集、1996。
12) Ishizaki A, Hironaka S, Tatsuno M, Mukai Y: Characteristics of weaning strategies in tube-dependent children. Pediatrics International, 55: 208-213, 2013.
13) 日本精神神経学会精神科病名検討連絡会：DSM-5病名・用語翻訳ガイドライン（初版）。精神神経学雑誌、116：429-457、2014。
14) Eating Disorders in Childhood and Adolescence. 4th ed, Lask & Bryant-Waugh, 2013.
15) 「日本人の食事摂取基準」策定検討会：日本人の食事摂取基準（2020年版）、厚生労働省、2019。
16) Lask B, Bryant-Waugh R: Over view eating disorders in childfood and adolescence. Eating Disorders in Childfood and Adolescence. 4th ed, Routledge, 33-49, 2013.
17) 田角　勝：子どもの摂食行動の発達と離乳の進め方。小児保健研究、78：78-82、2019。
18) 田角　勝：子どもの偏食の対応と支援。小児内科、50：972-976、2018。
19) 田角　勝：摂食嚥下障害と栄養管理。難病と在宅ケア、22：1-4、2017。

索 引

【著者略歴】

田《た》角《つの》　勝《まさる》

1978年　昭和大学医学部卒業
1978年　昭和大学医学部小児科学講座前期助手
1980年　関東労災病院小児科
1981年　神奈川県立こども医療センター神経内科
1983年　昭和大学医学部小児科学講座助手
1988年　昭和大学医学部小児科学講座講師
1997年　せんぽ東京高輪病院小児科部長
2003年　都立北療育医療センター城南分園園長
2005年　昭和大学医学部小児科学講座助教授
2006年　昭和大学医学部小児科学講座教授
2018年　昭和大学医学部小児科学講座客員教授
2019年　大田区立障がい者総合サポートセンターＢ棟管理者，さぽーとぴあ診療所
2020年　たつのシティタワークリニック（品川区大井）開院

田角 勝の これだけは伝えたい
子どもの意欲を引き出す摂食嚥下支援　ISBN978-4-263-44567-9

2019年 9 月25日　第1版第1刷発行
2022年 5 月10日　第1版第2刷発行

著　者　田　角　　勝
発行者　白　石　泰　夫
発行所　医歯薬出版株式会社
〒113-8612　東京都文京区本駒込1-7-10
TEL.（03）5395-7638（編集）・7630（販売）
FAX.（03）5395-7639（編集）・7633（販売）
https://www.ishiyaku.co.jp/
郵便振替番号 00190-5-13816

乱丁，落丁の際はお取り替えいたします．　印刷・真興社／製本・榎本製本